DES INDICATIONS ET DES CONTRE-INDICATIONS

DE

L'HYDROTHÉRAPIE

PAR

M. le Docteur LEROY-DUPRÉ

Médecin en chef de l'établissement hydrothérapique de Bellevue (S.-et-Oise).

Mémoire couronné par la SOCIÉTÉ MÉDICALE D'AMIENS

(Médaille d'or) en Août 1874.

PARIS

J. B. BAILLIÈRE & FILS, LIBRAIRES

19, Rue Hautefeuille, 19

1875

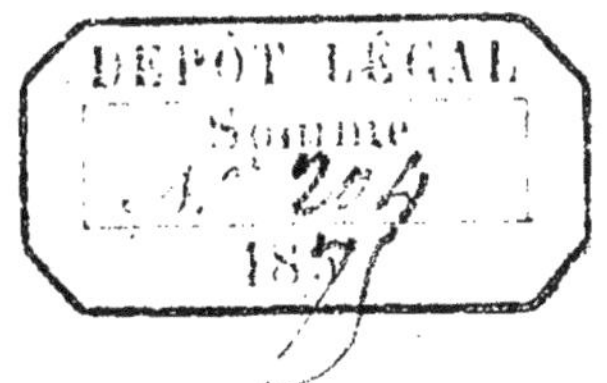

DES INDICATIONS ET DES CONTRE-INDICATIONS

DE

L'HYDROTHÉRAPIE

PAR

M. le Docteur LEROY-DUPRÉ

Médecin en chef de l'établissement hydrothérapique de Bellevue (S.-et-Oise).

Mémoire couronné par la SOCIÉTÉ MÉDICALE D'AMIENS

(Médaille d'or) en Août 1874.

PARIS

J. B. BAILLIÈRE & FILS, LIBRAIRES

19, Rue Hautefeuille, 19

1875

DES INDICATIONS ET DES CONTRE-INDICATIONS

DE

L'HYDROTHÉRAPIE

PAR

M. le Docteur LEROY-DUPRÉ

Médecin en chef de l'établissement hydrothérapique de Bellevue (Seine-et-Oise)

INTRODUCTION ET PLAN DE CE MÉMOIRE.

L'hydrothérapie est une médication qui a pour but de prévenir et de guérir les maladies par l'application scientifique de l'eau, et par l'emploi déterminé d'un certain nombre d'appareils. La fin qu'elle se propose est essentiellement pratique, surtout si on l'envisage d'après le texte même du programme.

Aussi pour rédiger ce mémoire, nous n'avons eu guère besoin que d'évoquer les souvenirs d'une pratique déjà longue dans l'emploi de l'hydrothérapie, et de consulter nos notes.

Toutefois, voulant procéder avec méthode, et pour nous conformer à l'ordre indiqué dans le programme, voici comment nous procédons :

Avant toutes choses, nous indiquons d'une facon sommaire, quels sont les procédés opératoires de l'hydrothérapie, et nous décrivons les appareils dont on se sert généralement dans les établissements, et ceux beaucoup plus simples que l'on peut installer chez soi, dans des proportions en rapport avec la situation et la fortune de chacun.

En effet, il faut connaître le mécanisme tout matériel de telle et telle douche avant de disserter sur la manière de l'administrer, et surtout sur l'action thérapeutique qui doit en être la conséquence.

Après avoir décrit l'agent mécanique, nous abordons, dans les prolégomènes, un sujet beaucoup plus intéressant et véritablement scientifique. C'est l'action de l'eau froide sur l'organisme, avec les indications relatives : 1° A la température de l'eau ; 2° A la durée de son application ; 3° A sa force de projection ; 4° A l'influence du milieu atmosphérique, avant, pendant et après les applications hydrothérapiques auxquelles le malade est soumis ; 5° A l'exercice que celui-ci doit prendre ; 6° Au régime qui lui est nécessaire.

Ces données étant acquises, nous entrons dans le cœur même du sujet par les *indications* thérapeuthiques qui découlent du mode d'action des différents procédés hydrothérapiques. C'est une sorte de pathologie générale fort abrégée en ce qui concerne la médication. Elle se complète par les indications pratiques concernant l'hydrothérapie employée comme médication hygiénique et prophylactique et comme médication curative chez les enfants, les femmes et les vieillards, avec les restrictions ou les obligations imposées par les tempéraments, les idiosyncrasies et les habitudes morbides.

Nous terminons cette première partie par l'étude générale des maladies qui peuvent être traitées avec plus ou moins de succès par l'hydrothérapie, en insérant çà et là quelques *observations* ou relations pouvant servir de types. Ayant fait connaître toutes les indications relatives à la médication, nous traitons dans la seconde partie des contre indications de l'hydrothérapie.

Enfin nous terminons notre mémoire, comme l'indique le programme par l'étude des moyens simples qui permettent d'employer l'hydrothérapie à domicile.

Procédés et appareils hydrothérapiques.

L'affusion.— On place le malade dans une baignoire ou dans un baquet, et l'on verse sur lui une certaine quantité d'eau froide de façon à ce que le corps tout entier soit mouillé dans un temps très-court. Il faut prendre la précaution de verser l'eau sans produire de choc ; par conséquent, le vase qui déverse le liquide doit être placé immédiatement au-dessus du patient.

Les lotions consistent dans une sorte de lavage opéré sur le corps du malade, soit avec les mains, soit avec des serviettes ou des éponges.

La piscine, ou le bain de piscine a lieu lorsque le malade, après s'être rapidement mouillé le front, se précipite dans un bassin rempli d'eau froide. Les malades paralysés sont plongés au moyen d'un fauteuil en bois garni de poulies.

Le drap mouillé. — Il a des propriétés différentes selon qu'il est fortement tordu ou, au contraire, très-humecté.

Nous aurons lieu d'examiner ultérieurement ses effets différents. Voici, quant à présent, le mode d'opération :

Un drap mouillé, dont un des bords repose sur le sol, est largement déplié de façon à ce que le malade vienne y mettre ses deux pieds. Aussitôt, il est entièrement enveloppé jusqu'à la nuque exclusivement. La tête doit rester découverte afin d'éviter l'afflux du sang au cerveau. Si le malade éprouvait de la pesanteur de tête, on pourrait préalablement lui mouiller le front, les tempes et la face avec une éponge. L'aide qui a tenu le drap, opère de vigoureuses frictions sur le malade, avec le plat de la main. Après une ou deux minutes, on remplace le drap mouillé par un drap sec, et les mêmes frictions continuent pendant quelques minutes jusqu'à ce que le malade soit entièrement essuyé.

Maillot humide. — Il consiste à recouvrir un matelas d'une couverture. Sur celle-ci, on place un drap qu'on a mouillé et tordu.

Le patient est étendu sur ce drap qui sert, ainsi que la couverture à l'envelopper entièrement, la tête exceptée. Les pieds ne doivent être enveloppés que par la couverture rabattue sur les jambes, à la manière du maillot d'un enfant. Le lit est alors recouvert d'une ou de plusieurs couvertures et d'un édredon. La séance dure jusqu'à ce que le patient soit en pleine transpiration, c'est-à-dire, de 2 à 6 heures. Elle est terminée par une immersion dans la piscine.

Le maillot sec, présente le même modus faciendi, sauf que le drap mouillé est remplacé par une couverture séche appliquée directement sur la peau.

Ces deux derniers procédés très-employés en Allemagne, sont peu usités en France, où on les a remplacés par l'étuve sèche. Avec ce procédé, on provoque la sudation au moyen de l'alcool, le malade étant assis dans une boîte ou dans un fauteuil à claire voie, et entouré de couvertures et d'un manteau en caoutchouc.

La ceinture humide. — Elle consiste dans l'application sur le ventre, d'une large bande mouillée et tordue. Cette bande est recouverte d'une ceinture plus large qui fait plusieurs fois le tour du corps. Dès que la bande est sèche, on la mouille de nouveau. Les malades gardent cette ceinture jour et nuit, et ne la quittent qu'au moment même où ils se livrent à une pratique hydrothérapique quelconque.

LES APPAREILS HYDROTHÉRAPIQUES,

Ont été fort multipliés au grand avantage de ceux qui les fabriquent. Nous n'indiquerons que les principaux.

1° LE RÉSERVOIR.

Il doit être à une hauteur de dix mètres au-dessus du sol où se trouve le malade, et avoir une capacité proportionnelle au nombre de douches qui sont administrées dans l'espace d'une journée. Dans un grand établissement, la capacité de ce réservoir sera de 25 à 50 tonnes (25,000 à 50,000 litres d'eau). La masse du liquide étant assez considérable, restera fraiche plus longtemps. Ce réservoir de forme arrondie, entouré de substances peu conductrices de la chaleur, sera placé, autant que possible, du coté du Nord, et dans des conditions d'aménagement assez favorables pour que la température du liquide ne s'élève pas, en été, au delà de 14 dégrés centigrades, et ne descende pas, en hiver, au-dessous de 8°. La composition du réservoir peut être en zinc, en tôle et même en plomb, à la condition, toutefois que le liquide ne serve pas à la boisson, ni aux usages domestiques. A la base du réservoir, sont percées un certain nombre d'ouvertures, recouvertes intérieurement de toiles métalliques destinées à retenir les impuretés. De ces différentes ouvertures partent des tuyaux, soit en zinc, soit en plomb, soit même en caoutchouc de six centimètres 1/2 de diamètre intérieur, pour constituer les appareils à douches, qui sont :

1° *La douche en pluie verticale* élevée de un mètre et demi à deux mètres au-dessus du malade. Elle est formée par une pomme d'arrosoir percée d'un grand nombre de trous de un à deux millimètres de diamètre.

Le diamètre de la pomme d'arrosoir est de vingt centimètres. On ouvre celle-ci au moyen d'un cordon qui fait jouer une soupape adaptée au réservoir, ou d'un levier adapté au collet de la pomme d'arrosoir. Lorsque les trous ont un demi-millimètre seulement de diamètre, cette douche n'agit presque point par percussion, mais seulement à la manière d'une poussière humide. Elle produit au contraire un véritable choc lorsque les ouvertures ont un millimètre et demi à deux millimètres de diamètre.

2° *La douche en colonne*, ou jet vertical, est placée à côté de la précédente, et se meut de la même façon. Elle est formée par un tuyau se terminant par une ouverture de un centimètre à un centimètre et demi.

3° *La douche en cloche ou lames concentriques.* — Elle est placée à côté des deux précédentes et ressemble, quant à sa forme et à son apparence, à la douche en arrosoir, seulement les trous sont remplacés par des ouvertures qui font le tour de la pomme, à la manière de fissures, de façon à faire tomber le liquide, non en pluie, mais en nappes arrondies.

4° *Le col de cygne*, comme son nom l'indique, est un tuyau en cuivre recourbé qui se termine par un bec laissant échapper le liquide au moyen d'une fissure de deux millimètres de hauteur sur six centimètres de largeur.

Une fois entrées en action, ces différentes douches persistent dans la direction qui leur a été donnée. Il n'en est pas de même des suivantes, qui sont :

5° *La lance ou douche mobile en jet.* — Elle se compose d'un tuyau en caoutchouc de un mètre et demi de longueur, ayant un diamètre intérieur de trois à quatre centimètres. Ce tuyau prend naissance sur la conduite qui descend l'eau du réservoir. Le tube mobile en caoutchouc se termine par un ajustage en cuivre, muni d'un robinet de un centimètre et demi à deux centimètres d'ouverture.

6° Que l'on dévisse l'extrémité de l'appareil, et que l'on adapte, près du robinet, une pomme d'arrosoir, on a la douche mobile en arrosoir.

On peut également modifier la douche mobile en dévissant son ajustage, et la transformant en douche hépatique, en lame, en éventail, selon l'organe que l'on doit doucher.

7° Près des appareils que nous venons d'indiquer, se trouve une autre douche dont l'usage est fréquent. C'est, tout à la fois, la *douche alternative* et la *douche écossaise.* Elle est composée d'une sphère creuse en cuivre d'un diamètre de quinze centimètres. Deux conduites d'eau viennent aboutir dans cette sphère; l'une des conduites apporte de l'eau chaude, et l'autre, de l'eau froide. Un robinet adapté à chaque conduite permet d'introduire à l'intérieur de l'appareil une quantité d'eau chaude et d'eau froide, soit en même temps, soit séparément, de façon à fournir un liquide à température uniforme ou variée selon les besoins. De la sphère part un tuyau de douche ; l'eau qui en sort est la résultante des deux mélanges. Veut-on donner la douche alternative ? On ouvre et on ferme pendant un temps égal les deux robinets qui font arriver l'eau chaude et l'eau froide dans la boule creuse. Préfère-t-on la douche écossaise ? On ouvre seulement la conduite d'eau chaude; on donne cette douche à la température voulue pendant 3 ou 5 minutes, et l'on termine la séance par la douche froide pendant une demi-minute, ou une minute environ.

Nous ne faisons qu'indiquer la douche de vapeur qui se trouve à peu près partout.

L'eau de ces différentes douches, ayant été administrée aux malades, tombe sur un plancher troué, ou sur un treillis en bois de hêtre, à mailles larges, élevé de quelques centimètres au-dessus de sol, dans lequel cette eau s'écoule par une large conduite.

8° Dans une chambre souvent séparée de la salle de douches proprement dite, se trouve la douche en cercle.

Elle se compose d'une assez forte colonne en cuivre, de deux mètres de hauteur, creuse et posée verticalement. A son extrémité supérieure existe une pomme d'arrosoir, munie d'un robinet indépendant. Sur cette tige verticale viennent s'adapter huit à dix segments de cercles également creux, et en cuivre. Ils sont percés dans leur partie concave d'un grand nombre de trous de un demi-millimètre à un millimètre de diamètre. Chaque segment de cercle est muni d'un robinet particulier. Pour administrer cette douche, on place le malade au milieu du cercle, et l'on ouvre le gros robinet d'alimentation. Aussitôt le liquide s'échappe violemment des petites ouvertures, et le malade se trouve enveloppé par une vaste ceinture liquide.

9° Dans une chambre contiguë se rencontre la *douche ascendante*, qui n'est autre chose qu'un jet d'eau vertical de bas en haut, placé dans une cuvette. Le malade adapte sa canule à l'orifice, et ouvre le robinet. Il n'est pas toujours nécessaire d'introduire la canule dans le rectum. Le jet d'eau, en frappant le sphincter anal, finit bientôt par en relâcher les fibres, et pénètre dans l'intestin. La quantité d'eau que l'on veut introduire est calculée par l'ouverture, plus ou moins complète du robinet placé à la portée de la main du malade. Des lieux à l'anglaise sont disposés à un mètre de distance du malade.

10° *Bains de siége.* Il y en a de différentes sortes ; le plus commode est celui que nous avons adopté. Il se compose d'une grande baignoire, à bains de siége, dans laquelle on peut recevoir le choc de quatre effets d'eau différents, soit séparément, soit simultanément. Le malade étant assis sur un tabouret en cuivre à fond ouvert, et échancré à sa partie antérieure, ouvre un des quatre robinets qui sont à portée de sa main. Le premier effet d'eau est une douche circulaire que lance une multitude de petites ouvertures de un millimètre de diamètre. C'est le bain de siége à eau courante, parceque le liquide s'écoule rapidement de la baignoire. Ce genre de douche est renforcé par une douche dorsale provenant de la partie postérieure de la baignoire, et par une douche périnéale constituée par un grand nombre de jets s'élevant de bas en haut, verticalement. Chez les dames, il y a de plus une douche vaginale dans la même baignoire.

Le malade peut faire marcher graduellement et séparément ces différentes douches suivant sa volonté.

Le bain de siége à eau dormante n'est autre chose qu'une simple baignoire de siége avec un robinet d'arrivée et un robinet de départ.

Nous mentionnons, pour être complets, la *douche filiforme* d'une force extrême et qui résulte du passage de l'eau poussée par un levier puissant à travers une ouverture à peine visible.

11° *Les étuves ou appareils à sudation* et à bains *d'air thérébenthinés* formés par une caisse renfermant un siége en bois, ou par un fauteuil à claire voie, sur lequel on place le malade que l'on recouvre de couvertures et d'un grand manteau en caoutchouc. Dès que le patient y est assis, une lampe à esprit de vin placée sous le siége est bientôt allumée et sert, soit à chauffer l'air simplement, soit encore à brûler des résineux que l'on a préalablement placés sur une plaque métallique. Certains établissements possèdent des chambres entières destinées aux bains *russes, turcs, aux bains thérébenthinés*, etc.

12° *La piscine* n'est autre chose qu'un bassin de plusieurs mètres de longueur et de largeur et d'une profondeur de un mètre cinquante centimètres. Ce bassin est alimenté par un col de cygne qui permet d'avoir en tout temps de l'eau courante fraîche et limpide.

Tels sont les appareils qui doivent toujours se trouver dans les établissements spéciaux ; mais la plupart sont trop gênants et trop dispendieux pour les avoir chez soi.

Indiquons donc quels sont ceux que l'on pourra faire installer au logis et qui sont à la portée de toutes les fortunes.

L'Hydrothérapie installée chez soi.

ÉTUDE DES APPAREILS.

Nous ne pouvons conseiller l'emploi des appareils que l'on trouve tout confectionnés chez les ferblantiers, dont la hauteur est de deux mètres ou de deux mètres et demi et dont la capacité est minime. Ils sont dangereux parce que leur réservoir ayant une hauteur insuffisante, la pluie qu'ils déversent n'a aucune force de percussion; aussi la réaction est-elle minime ou nulle. Tel malade atteint de congestion pulmonaire, qui s'était très-bien trouvé de notre traitement méthodique, voulut se servir chez lui d'un de ces appareils. Il fut obligé d'y renoncer et de revenir de nouveau réclamer nos soins.

Nous avons parlé des affusions et de l'emploi du drap mouillé que l'on peut pratiquer partout. Les douches qu'on établira chez soi, reposent sur des indications analogues à celles des établissements : même hauteur du réservoir, mais d'une dimension beaucoup plus petite, c'est-à-dire de deux ou trois mille litres. Ce réservoir peut être établi dans le grenier par le plombier le plus voisin. Si l'on veut

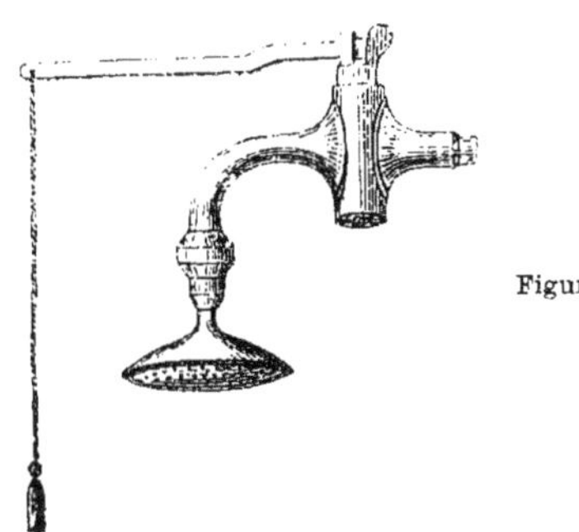

Figure 1.

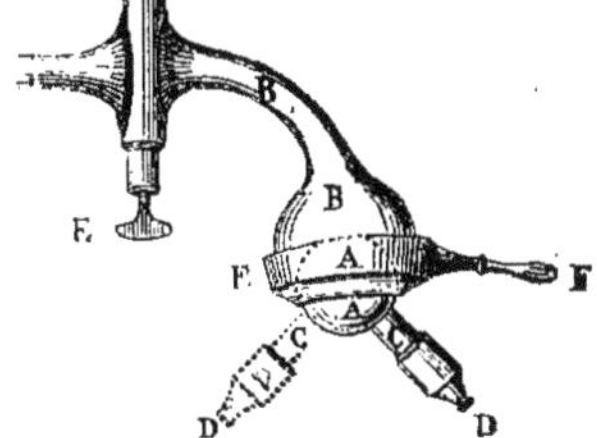

Figure 2.

F. Manche de l'appareil qui sert à serrer et maintenir la boule dans la direction qu'on lui a donnée.

procéder plus économiquement, une grosse barrique appelée demi-muid peut suffire, à la rigueur. La conduite qu'on adapte et qui est d'une capacité de cinquante millimètres de diamètre intérieur, se bifurque en deux tuyaux d'un diamètre un peu plus petit ; l'un se termine par la douche en arrosoir, et l'autre par la douche mobile en jet. L'eau est montée dans le réservoir au moyen d'une pompe.

Indépendamment des douches qui servent au service général de nos malades, nous avons fait établir pour notre usage personnel, dans notre appartement, les deux douches dont nous parlons, et dont nous donnons le dessin. Nous en garantissons tout à la fois l'absolue commodité et l'efficacité relative. La douche en pluie se meut tout simplement par un cordon qui fait jouer un levier (figure 1). Le malade se place sous la pomme d'arrosoir et n'a qu'à tirer le cordon s'il veut seulement prendre la douche en pluie.

Quant à la douche mobile en jet, elle est plus compliquée parce qu'il faut que le malade puisse la promener sur toutes les différentes régions de son corps.

Le tuyau qui apporte le liquide descend jusqu'à un mètre et demi du sol. Il existe, près de son extrémité, un renflement formé par une sphère métallique creuse et mobile A, dans l'intérieur de la conduite B. A cette boule creuse est adapté un ajustage en cuivre CC, terminé par une ouverture DD. Lorsque l'on veut imprimer une direction au jet, il suffit tout simplement d'incliner d'un côté ou de l'autre l'ajustage et la boule. On n'a plus alors qu'à ouvrir un robinet E placé un peu au-dessus de cet ingénieux appareil. L'eau descend du réservoir par la conduite principale, entre dans le tuyau de la douche mobile, traverse la sphère creuse, et sort par l'appendice qui fait corps avec elle, Si l'on veut prendre les deux douches en même temps, il suffit de tirer d'une main sur le cordon de la douche en pluie ; l'autre main sert à diriger la douche mobile en jet. L'appendice FF est un anneau mobile muni d'un manche. Il sert au moyen d'une vis, à maintenir dans une direction ou dans une autre l'écoulement du liquide qui se fait par le tuyau CD.

D'après les détails que nous venons de donner, on voit que si la douche en pluie ne laisse rien à désirer, il est absolument impossible que la douche mobile en jet soit administrée avec la promptitude qu'elle aurait, si elle était entre les mains d'un tiers. On peut toutefois la graduer avec la plus grande facilité en ouvrant plus ou moins le robinet qui est à la portée de la main.

Quand on demeure au premier étage, l'eau qui a servi aux douches s'écoule sur un plan incliné en bitume et s'en va en dehors par un tuyau de départ qui se perd facilement dans le sol. Si on demeure à un étage élevé et que l'on ne puisse faire écouler l'eau librement, on la reçoit alors dans un large bassin plat, en zinc, que l'on peut utiliser pour les lotions, affusions et le drap mouillé.

La piscine d'un établissement spécial peut être remplacée par une baignoire, ou par une barrique pour les gens pauvres.

Nous aurons l'occasion de traiter dans un autre chapitre des avantages et des inconvénients de l'hydrothérapie pratiquée à domicile.

PROLÉGOMÈNES.

ACTION DE L'EAU FROIDE SUR L'ORGANISME.

L'eau froide appliquée sur la surface du corps a deux modes d'action essentiellement différents selon la durée de l'application. Elle est excitante et tonique, si l'application est froide et rapide. Elle est, au contraire, sédative si le contact de l'eau se prolonge. Occupons-nous d'abord de l'action tonique excitante de l'eau froide.

Lorsqu'on se soumet à une immersion, ou à une douche générale avec de l'eau à une température de 10 degrés centigrades, il se produit plusieurs phénomènes qu'il est intéressant d'étudier.

Au moment même où le liquide se trouve en contact avec la surface de la peau, une sensation de froid désagréable se produit, et se propage jusqu'à la moelle épinière. Presque immédiatement, un phénomène réflexe a lieu par suite duquel le grand sympathique et ses innombrables ramifications ganglionnaires agissent sur les extrémités artérielles. Celles-ci se contractent, diminuent par conséquent leur diamètre intérieur et poussent les globules sanguins dans les capillaires, et par continuité, dans les veines superficielles, et les veines profondes. L'Expérimentateur saisi par une sensation de froid très-rapide, et un spasme suffocant, a conscience du refoulement des liquides dans les cavités thoracique et abdominale. Sa peau pâlit, son pouls se concentre et devient petit et imperceptible. Le corps tout entier est insensible, et semble diminué de volume.

Tel est le premier effet de l'eau froide sur l'organisme. Il y en a un second que nous allons examiner.

Lorsque *l'action* de l'eau froide a eu lieu rapidement, c'est-à-dire, lorsque l'immersion, ou la douche générale ont été de courte durée, (quelques secondes à une 1/2 minute selon les sujets), il s'opère un phénomène physiologique inverse de celui que nous venons de signaler. La sensation de froid et le spasme cessent rapidement. La chaleur revient à la peau, et produit une sorte d'expansion agréable et d'ampleur de tous les organes. La respiration est large, sans être fréquente. Le corps semble souple et léger. Son tégument externe est d'un rouge plus ou moins vif. Le pouls cesse d'être petit, profond et dur; il devient plein sans être accéléré (2 à 4 pulsations de plus par minute) et l'on sent, pour ainsi dire, le fluide sanguin courir à travers le réseau des capillaires. Ce retour à la vie normale a reçu le nom de *réaction*. Il est dû au rétablissement et même à l'augmentation du diamètre intérieur des vaisseaux artériels. Chez un malade atteint d'une énorme dégénérescence hypertrophique de la rate qui descendait presque jusqu'au pubis, nous avons constaté 130 pulsations avant la douche, 127 un quart d'heure après et 130 une heure ensuite. Le traitement qui s'était montré fort utile pendant les premières semaines devint ensuite inefficace.

On admet généralement aujourd'hui que les artères sont animées par deux ordres de nerfs. Les uns émergeant du grand sympathique resserrent ces vaisseaux; les autres provenant de l'axe cérébro-spiral, les dilatent. Or, au moment même où l'eau froide est en contact avec la peau, la tonicité des filets du sympathique augmente et produit les phénomènes primordiaux dont nous avons parlé. Mais bientôt la cause de la contraction artérielle cessant, l'équilibre d'action se rétablit entre les deux sortes de nerfs. Bien plus et presque toujours, les extrémités des nerfs spinaux agissant à leur tour avec plus d'activité, dilatent les vaisseaux; d'où un afflux de sang plus considérable à la peau et par suite, chaleur et réaction. Ce phénomène n'est, en définitive, que l'expression d'une congestion d'origine nerveuse.

En résumé, la peau qui avait pâli au commencement de l'application de l'eau froide, rougit bientôt à cause de la turgescence des vaisseaux. Ce n'est pas forcer l'analogie que de rapprocher ces faits de l'expérience si connue de Claude Bernard que nous allons rappeler.

Cet éminent physiologiste ayant coupé, sur un lapin, le filet de communication des deux ganglions cervicaux supérieurs, a constaté une augmentation de trois à quatre degrés de chaleur dans l'oreille du côté correspondant à la section.

Pour que les phénomènes physiologiques sus-indiqués se produisent pleinement, il faut, comme nous l'avons dit, que la durée de l'application soit très courte. Si au contraire, elle est longue, la réaction n'a pas lieu à cause de l'exagération et de la persistance des phénomènes de concentration que nous avons indiqués tout-à-l'heure qui sont causés par la déperdition de chaleur. De là naissent ces congestions viscérales si graves, mais qu'on peut heureusement éviter en prenant les précautions dont nous allons parler.

Nous avons dit qu'au moment même où le sujet reçoit l'impression de l'eau froide, il éprouve une sensation de froid, bientôt remplacée par la réaction et la chaleur à la peau. Lorsque l'application froide est continuée trop longtemps, cette chaleur disparaît et avec elle, la réaction dont elle était la manifestation. Le sang est de nouveau refoulé vers les organes profonds, un *second frisson* a lieu, frisson qui est l'indice certain d'une nouvelle congestion plus profonde.

Le malade ne doit jamais attendre ce second frisson, mais se soustraire au contact de l'eau froide dès qu'il sent que l'expansion périphérique tend à diminuer. Effectivement, cette seconde congestion a beaucoup de peine à se dissiper quelquefois même elle persiste au grand détriment des malades qui éprouvent, pendant toute sa durée, du malaise, de l'horripilation, de l'oppression suivie ou non d'inflammation ou de névralgie. C'est au tact du médecin à prévoir, à prémunir les malades contre de pareils accidents.

Ces données étant acquises, nous allons indiquer maintenant, d'une façon aussi rapide et aussi simple que possible, la manière de pratiquer l'hydrothérapie, ce sera pour ainsi dire, l'exquisse de la médication. Que l'on prenne une affusion, une douche, une piscine, les préceptes sont les mêmes, sauf quelques particularités que nous signalerons dans le cours de ce travail.

Il faut que le sujet ait chaud avant l'opération. Voilà pourquoi il est bon qu'il se livre préalablement à un exercice modéré, et proportionné à ses forces. Si le temps est froid et pluvieux, le malade prendra son affusion ou sa lotion avant de sortir. L'application est bien simple. Un baquet vide est apporté le matin dans la chambre du malade et placé à côté de son lit. Un demi seau contenant de l'eau à la température de 8 à 12 degrés centigrades est mis près du baquet et contient deux éponges. Si l'on est en été, on ajoute un petit morceau de glace pour obtenir la température indiquée. Si c'est pendant l'hiver, on verse au besoin un peu d'eau chaude. On pourra toujours se servir d'eau de puits dont la température en toute saison se rapproche de 12 à 14 degrés centigrades. Le malade ôte son dernier vêtement dans son lit même, dont il sort rapidement. Il se place debout dans le baquet et saisit une éponge avec laquelle il se lotionne largement le front et le visage, et, bientôt toute la surface antérieure du corps, pendant qu'un aide mouille de la même façon la région postérieure. L'opération ne doit pas durer plus d'une minute. Si le sujet est seul, il met son éponge sur la nuque et la presse fortement. Le malade étant sorti du baquet, se place sur un tapis. et prenant une serviette en grosse toile, il s'essuie fortement et se frictionne pendant que son aide agit de son côté. Les frictions ne doivent pas durer plus d'une à deux minutes. On peut avec plus d'avantage envelopper le sujet d'un peignoir en bonne toile, et le frictionner de haut en bas avec le plat de la main. Cette pratique empêche tout refroidissement. Il est utile d'essuyer particulièrement l'intervalle des doigts de pieds, et toutes les régions poilues. La barbe, les cheveux qu'on négligerait d'essuyer deviendraient le point de départ de névralgies très douloureuses d'une ou de plusieurs branches de la cinquième paire. Dès que le malade est bien essuyé, bien frictionné, il s'habille rapidement, et va faire une promenade d'une durée d'un quart d'heure, d'une demi-heure, et même d'une heure, s'il le peut. Elle est, pour ainsi dire indispensable; mais il y a des sujets qui ne peuvent se promener qu'un quart d'heure, que quelques minutes, et enfin d'autres, les paraplégiques par exemple, qui ne peuvent marcher du tout. En pareil cas, le malade, une fois essuyé, est enveloppé dans un grand peignoir en laine ou dans une couverture que l'on applique directement sur la peau, puis il est replacé dans son lit que l'on a soin de couvrir un peu plus que d'habitude afin d'éviter la déperdition de la chaleur. Dans aucun cas on ne doit se servir de linge chauffé, ni approcher le malade du feu, ni bassiner son lit. Ces moyens sont loin de provoquer la réaction; ils en arrêteraient au contraire le développement.

Nous venons de donner le conseil d'envelopper immédiatement, au moyen d'une couverture, le malade qui a pris une affusion, et qui est incapable de marcher. Certains sujets ne peuvent supporter le contact de la laine; on les remet alors tout simplement dans leurs draps en augmentant le nombre des couvertures, et en y ajoutant au besoin un édredon.

On peut favoriser la réaction en faisant prendre au malade une boisson chaude.

Quelques personnes chez lesquelles la réaction est difficile peuvent prendre, une heure avant leur affusion, un bouillon, un petit potage, une tasse de chocolat.

Nous n'avons jamais vu ces alimens légers produire d'accidents. Ils donnent, au contraire, des forces à ceux qui marchent avec peine, et favorisent ainsi le développement et l'entretien de la chaleur.

Tel est le mode hydrothérapique le plus simple et à la portée de tout le monde ; mais il est souvent insuffisant. Il faut donc avoir recours à un autre moyen, que l'on peut, jusqu'à un certain point, employer chez soi ; je veux parler de la douche. Celle-ci a, effectivement, une propriété que la lotion et l'affusion n'ont pas ; c'est le choc du liquide. Sans vouloir entrer, quant à présent, dans tous les détails concernant les propriétés particulières de chaque genre de douche et leur mode d'action, nous allons choisir, comme type, la douche en pluie verticale et la lance ou douche mobile en jet, parce que ce sont celles que l'on emploie le plus souvent dans les établissements spéciaux, et qu'elles se trouvent dans quelques appareils portatifs.

Tout malade doit, autant que possible, faire une promenade d'un quart-d'heure à une demi-heure avant de se rendre à la salle de douches. C'est la promenade dite de *préaction*. Elle doit être faite d'un pas modéré, afin de ne pas accélérer la circulation. Autrement, si le sujet se soumettait à l'impression de l'eau froide, après une course précipitée, la congestion interne, causée par l'eau froide, se trouvant augmentée par la double sistole ventriculaire et artérielle, aurait bien de la peine à se dissiper. Ainsi s'expliquent des accidents mortels, survenus chez plusieurs personnes qui, après une longue course, ont voulu se baigner.

Aussitôt arrivé, on doit se déshabiller rapidement, afin de ne pas se refroidir. A cet effet, le cabinet de toilette sera toujours très-rapproché de la salle de douches, et aura, en toute saison, une température de quinze à dix-huit degrés.

Si le malade est en moîteur ou en transpiration, il n'attendra pas que la sueur ait cessé; bien au contraire, il se hâtera davantage. Puis, la tête recouverte d'un bonnet en toile cirée, sous lequel on a placé une serviette humide, afin d'empêcher l'afflux du sang au cerveau, il entrera hardiment dans le cercle vertical de la douche en pluie.

Quelques malades préfèrent se placer d'abord à leur guise, et ne recevoir la douche qu'après l'avoir demandée à l'opérateur. C'est un détail insignifiant. D'autres ne veulent avoir sur la tête ni bonnet imperméable, ni serviette mouillée, et supportent, sans en être incommodés, le choc de l'eau et l'humidité persistante de la chevelure. Il n'y a aucun inconvénient à les laisser agir ainsi ; mais à la condition qu'ils ne ressentiront ni pesanteur de tête, ni douleurs rhumatismales, ni névralgie de la cinquième paire, survenant si fréquemment sous l'influence du froid. Le malade, une fois entré dans la pluie verticale, présentera le dos à l'opérateur.

Dans cette attitude, il se frottera énergiquement les bras et la poitrine pour favoriser la réaction.

Bientôt, sur l'invitation du médecin, il se retournera et demeurera immobile afin de ne point gêner le choc de la douche en lance ou jet mobile promenée par l'opérateur des pieds à la poitrine, et accentuée sur telle ou telle région, selon les exigences de la maladie en cause.

La douche en pluie est généralement très-courte (quelques secondes). Elle a pour but de mouiller, d'un seul coup et rapidement, toute la surface du corps. La douche mobile en jet est plus importante. C'est, pour ainsi dire, la main humide de l'opérateur palpant et massant le sujet dans une direction ascendante, descendante ou transversale, mais toujours graduée, variant à tout instant, en épaisseur, en densité, en largeur, en direction, selon toutes les circonstances qui se rattachent à l'âge du malade, à son sexe, à sa pusillanimité, à la maladie, dont il est atteint. C'est elle qui, toutes choses égales, d'ailleurs, provoque la meilleure réaction.

L'opération terminée, le malade se rend dans son cabinet où il est vigoureusement frictionné, surtout aux extrémités inférieures.

Il se frotte lui-même vivement la poitrine et les bras. Il s'habille ensuite avec la plus grande promptitude et va faire une promenade à pas rapides qui durera, s'il est possible, une heure environ. C'est la promenade dite de *Réaction*. Les femmes, dont la chevelure a été mouillée, doivent les laisser flotter sur leurs épaules, et faire ainsi leur promenade.

Lorsque le sujet est impotent ou paralysé, il est porté à la salle des douches, roulé dans d'épaisses couvertures, de façon à ce que, démailloté rapidement, il puisse subir l'application froide aussitôt après, sans avoir eu le temps de se refroidir. On consacrera plusieurs employés à l'essuyer, à le frictionner et à le vêtir, afin de produire une bonne réaction. Les détails dans lesquels nous entrons, et qui paraissent puérils, ont cependant leur raison d'être. En effet, un malade atteint d'une congestion chronique de la moelle et qui éprouve de grandes difficultés à se mouvoir, sera fort longtemps à ôter et surtout à remettre ses vêtements. Dans ces conditions, la douche qu'il prendra deux fois par jour augmentera la congestion qu'elle était au contraire destinée à dissiper, et le malheureux malade qui, avant le traitement, pouvait peut-être, encore se mouvoir, deviendra entièrement paralysé, faute d'une réaction qu'on n'aura pas su provoquer. On voit par cet exemple que l'opérateur doit avoir en vue la réaction et appeler à son aide tous les moyens pour l'obtenir.

Il est certains malades, très-rares, il est vrai, qui ne se trouvent pas bien de faire de l'exercice immédiatement après leur douche; mais une ou deux heures plus tard.

Nous donnons, en ce moment, nos soins à une malade atteinte de sclérose des cordons antéro-latéraux, qui obtient une meilleure réaction, en restant bien enveloppée, dans un repos complet, aussitôt qu'elle a pris sa douche du matin. Ce n'est qu'une heure après qu'elle prend un exercice relatif avec avantage et qu'elle sent sa réaction augmenter. Après la douche du soir, au contraire, elle prend immédiatement un exercice qui lui est alors salutaire.

Quelques malades regardant le traitement par l'eau froide comme une véritable torture, ne peuvent se décider à s'y soumettre. On pourra commencer le traitement, non par la douche, mais par l'application d'un drap mouillé, ou par des lotions pratiquées au moyen de grosses éponges; si ces malades montrent encore une répugnance excessive, on versera, en leur présence, une certaine quantité d'eau chaude dans le vase destiné à l'opération, de façon à obtenir une température de 18 à 24 degrés centigrades. L'éponge plongée dans ce liquide sera facilement supportée. A la séance suivante, on abaissera la température de plusieurs degrés et on arrivera ainsi rapidement les jours suivants à 14, 12, 8 degrés, sans que le malade fasse aucune opposition. C'est alors qu'on passera à la douche. On choisira la lance qui sera promenée légèrement et pendant quelques secondes de la ceinture aux extrémités inférieures. Bientôt on pourra donner cette douche d'une façon plus complète. On peut également employer la douche alternative.

Il ne se passe généralement pas une semaine, sans que le

malade le plus récalcitrant, n'arrive à prendre la douche comme tout le monde. Lorsque ce genre de médication ne peut triompher de l'opiniâtreté des malades, on donne l'étuve sèche dont la température ne doit généralement pas dépasser 37 à 40 degrés. Après quelques minutes passées au sein de cette température, le malade se laissera volontiers lotionner ou doucher avec de l'eau froide.

Si après avoir pris toutes ces précautions et ménagements, le malade, au commencement même de l'application froide, cherche à s'échapper, il ne faut pas le retenir de force, mais se contenter du peu que l'on a obtenu et donner des encouragements. Le patient, se montrera moins pusillanime à la séance suivante. La sensation de suffocation, quelque fois très-vive, éprouvée par un certain nombre de malades, est souvent prévenue ou arrêtée par une friction partielle, soit avec les mains humides, soit avec un linge mouillé, que l'on fait à la partie antérieure de la poitrine. Si, au contraire, les malades se plaignent de douleur de tête, on les engagera à s'éponger le front et les tempes avant l'opération. On les rassurera surtout en leur disant que cette sensation n'est pas un symptôme de maladie du cerveau, comme beaucoup sont portés à le croire. La pesanteur de la tête, pour le dire en passant, est avantageusement combattue par la piscine. Quelle que soit la cause de la douleur de tête éprouvée par les malades, il ne faut pas leur donner la douche en pluie, « à moins que l'on ait à traiter une anémie cérébrale » mais s'en tenir à la douche mobile en jet, que l'on promènera sur la moitié inférieure du corps, en accentuant et en terminant sur les pieds. La sensation très-pénible de torsion que certains sujets éprouvent à la nuque, en recevant la douche en pluie, disparaîtra si on couvre cette partie du corps avec une épaisse serviette.

Dans tous les cas, et quelle que soit l'attitude du sujet au moment de se soumettre à l'opération, il faut agir très-rapidement, (pendant trois ou quatre secondes) si c'est une douche; un peu plus, si c'est une lotion ou une application de drap mouillé.

Malgré toutes les précautions que nous venons d'indiquer, il existe un certain nombre de sujets que l'on ne peut soumettre dès le début, à l'action de *l'eau froide*. Il est de toute nécessité d'avoir recours (pendant quelques jours) à de l'eau à 24 degrés. Nous allons donner quelques détails à cet égard parce que cette manière d'agir à été l'objet d'une assez vive critique.

On prétend que le traitement par l'eau de 18 à 24 degrés empêche la réaction de se développer: L'auteur de cette critique, pour appuyer son opinion, signale l'impression désagréable que l'on éprouve en sortant d'un bain chaud : Il conclut que l'on doit toujours commencer le traitement par de l'eau froide.

La réponse est facile.

Nous commençons le traitement hydrothérapique avec de l'eau de 18 à 24 degrés centigrades, par exception, chez quelques enfants ou adultes pusillanimes; nous agissons de même à l'égard de certains sujets chez lesquels une idiosyncrasie très rare ne permet pas d'agir autrement.

Comparer une lotion à 24 degrés dont la durée ne dépasse pas une minute, et est suivie de frictions énergiques et d'une promenade, avec un bain de 34 à 38 degrés d'une durée de trois-quarts d'heure; c'est rapprocher d'une façon gratuite deux faits qui n'ont entr'eux aucune analogie. Si ces lotions avec de l'eau dégourdie devaient, comme on le dit, diminuer d'une façon notable la puissance de réaction des sujets, que serait-ce donc de certaines séances d'étuve sèche que certains médecins ont, par fois, élevée à la température de 60 degrés centigrades, et que supportent les malades sans en souffrir.

Nous pensons donc qu'il faut lotionner les enfants et les malades pusillanimes avec de l'eau a 24 degrés pendant les deux ou trois premiers jours du traitement en baissant à chaque séance la température de deux ou trois degrés, de façon à atteindre, avant une semaine écoulée, la température de 14, 12, 10 degrés.

Nous sommes d'ailleurs d'autant plus porté à persévérer dans cette voie, qu'elle est suivie par un grand nombre de nos confrères qui s'en trouvent bien. Vouloir toujours commencer le traitement par de l'eau froide, c'est se tromper étrangement.

On doit doser, nous l'avons dit, les médications hydrothérapiques, comme on dose une médication quelconque, celle des narcotiques, par exemple. En agir autrement, ce serait ressembler à un médecin qui, pour calmer son malade, commencerait toujours le traitement par l'administration de 5 centigrammes d'extrait thébaïque.

Indiquons maintenant avec plus de détails que nous ne l'avons fait, quelles sont les conditions les meilleures pour produire une bonne réaction ? Il faut envisager : 1° La température de l'eau; 2° La durée de son application; 3° Le choc du liquide sur la surface du corps; 4° L'état de l'atmosphère et l'influence du milieu ambiant ; 5° L'exercice.

§ 1er. Température de l'eau.

La température de l'eau est l'élément capital de toute bonne hydrothérapie. Nous avons vu quel est le mécanisme physiologique de la réaction, et nous avons dit que pour la produire, il fallait de l'eau froide. C'est là surtout la difficulté qui se rencontre malheureusement trop souvent dans la pratique. Il existe une foule d'établissements d'hydrothérapie, mais bien peu possèdent de l'eau à la température voulue. La meilleure est celle de 8 à 10 degrés centigrades. Au delà de cette limite, la réaction ne se présente pas d'une manière énergique. A dix-huit degrés, elle est très-faible. Au-dessous de cinq degrés, l'eau détermine des gerçures, principalement aux membres inférieurs. Qu'on n'aille pas croire que l'application du liquide est d'autant plus pénible que la température est plus basse. Ce serait une erreur. En effet, la perturbation nerveuse est tellement vive au moment où on se soumet à la douche ou à la piscine, qu'on ne peut dire si le liquide à six ou dix degrés. Le sujet qui se présentera à la douche sans avoir fait d'exercice et ayant froid, ou étant mal disposé, par suite de fatigue, d'insomnie, ou de toute autre cause, trouvera la douche très-désagréable et très-froide. Au contraire, celui qui recevra la douche avec un pouls relativement plein, et un certain degré de chaleur, et même de moîteur développée par l'exercice, trouvera la température d'une eau de 8 à 12 degrés très-agréable.

Les établissements hydrothérapiques, qui possèdent de l'eau de source sont généralement préférés à tous les autres, non par ce que cette eau a des propriétés chimiques plus avantageuses, mais parce qu'elle jouit constamment d'une température de 10 à 11 dégrés centigrades environ.

§ II. DURÉE DE L'APPLICATION DE L'EAU.

La durée de l'application hydrothérapique est également très-importante ; nous dirons même que c'est là le problème principal à résoudre pour pratiquer un bon traitement. Si l'on n'a que de l'eau à une température trop élevée, on ne fait pas de bien au malade ; mais au moins, il ne court aucun danger. Tandis que la douche, la piscine, l'affusion administrées trop longuement, etc., peuvent déterminer les accidents les plus graves. D'où il s'en suit qu'il faut, au début du traitement, rendre, comme nous l'avons dit, ces applications extrêmement courtes, (deux ou trois secondes) en tâtant, pour ainsi dire, le sujet et sa force réactionnelle.

Une douche très-courte ét toujours sans inconvénient.

Règle générale : la réaction est d'autant plus facile à se produire que l'eau est plus froide, la douche plus courte, le choc du liquide plus accentué.

Tracer une indication précise et absolue relativement à la durée de la douche est impossible. Il faut, en effet, considérer l'hydrothérapie comme la médication par excellence, celle qui s'applique à la presque totalité des maladies chroniques ; partout on doit l'administrer, pour ainsi dire, par poids et mesure, en donnant à chaque sujet la dose qui lui est nécessaire, ni plus, ni moins, selon son âge, son sexe, sa maladie, son tempérament, et surtout son aptitude à réagir, aptitude que l'on ne peut connaître et apprécier qu'après l'avoir étudiée. Si, dès le début, le sujet réagit bien sous l'influence d'une douche, lance ou jet mobile que l'on promène sur toute la surface de son corps pendant une dizaine de secondes, on peut rapidement augmenter la dose les jours suivants. Si, au contraire, il ne se réchauffe qu'incomplètement, il est préférable de diminuer la durée de l'épreuve. Toutefois, comme il est impossible d'administrer une douche mobile en jet sur toute la surface du corps dans l'espace de deux ou trois secondes, il est préférable, (à moins de contre-indication) de placer le malade sous la douche en pluie, qui mouille toute la surface du corps en un instant.

On a dit que la réaction est d'autant meilleure que la douche est plus courte.

Considérée d'une manière absolue, c'est une erreur, car en se plaçant à ce point de vue, on devrait toujours ne point dépasser la durée de deux ou trois secondes ; et l'on se trouve, au contraire, fort bien de prolonger la douche pendant une minute. En effet, chez les sujets à réaction facile, une douche d'une minute développe une chaleur et une expansion plus énergiques et plus durables.

Le médecin et le malade ne devront point se préoccuper outre mesure lorsque la réaction ne sera ni aussi prompte, ni aussi durable qu'ils l'avaient espérée. Ce phénomène ira en se développant au fur et à mesure de la fréquence des applications. Si l'on peut dire avec justesse que l'organisme s'habitue à certains médicaments dont il faut successivement augmenter les doses pour obtenir un effet curatif, par contre, on peut affirmer que la même douche, administrée avec persévérance, augmentera chez le malade la faculté de réaction et déterminera de jour en jour une amélioration plus accentuée.

Il est une autre préoccupation dont il est bon de prémunir les malades dès le début du traitement. Il arrive très-fréquemment que l'amélioration se déclare dans la première ou seconde semaine ; les forces renaissent, l'appétit, que l'on n'avait plus depuis longtemps, commence à se faire sentir, les nuits sont meilleures, et l'on a le pressentiment d'une guérison qui ne se fera pas trop attendre. Puis, ces indices de bon augure disparaissent tout d'un coup ; l'appétit cesse, les forces s'en vont, le sommeil est troublé par des rèves pénibles ; bien plus, les douleurs, et le malaise sont plus grands qu'à l'arrivée. Le malade est passé subitement de l'espérance au découragement, et, il accuse avec aigreur le traitement d'avoir augmenté tous ses maux. Cet état que nous avons constaté souvent n'est que passager.

Nous lui donnons le nom de *crise hydrothérapique*, par ce qu'il nous rappelle la crise thermale qu'on observe si souvent dans les établissements d'eaux minérales. Cet état critique dure peu de jours et fait bientôt place à une nouvelle amélioration. Nous avons remarqué cette rechûte apparente, chez les sujets nerveux et hypocondriaques. Du reste, il y a très-souvent, pendant le cours du traitement des temps d'arrêt, des oscillations dans le bien-être qui impressionnent vivement certains malades, et leur inspirent chaque fois, la crainte de ne pas guérir. Presque toujours l'amélioration commence par l'état général. Il s'opère là un travail profond d'amendement et de réparation dont le malade n'a pas conscience, jusqu'au jour où les forces ayant notablement augmenté, l'organe en souffrance commence à mieux remplir ses fonctions.

§ III. CHOC DE L'EAU.

Le choc du liquide a aussi son importance pour produire une bonne réaction. La température de l'eau étant la même, il est évident qu'une douche en pluie ou en lance appellera plus violemment le sang à la peau qu'une piscine ou un drap mouillé. Toutes les fois que l'on voudra produire un effet essentiellement tonique et excitant, il faudra avoir recours au choc produit par la douche. Cependant, il y a ici, comme en toutes choses, une mesure à garder. La douche, comme nous le verrons plus tard, peut être contusive, lorsque son volume est trop gros, et la hauteur de sa chûte trop considérable.

§ IV. TEMPÉRATURE ATMOSPHÉRIQUE.

Le milieu où se trouve le malade, avant, pendant et après l'application hydrothérapique, concourt également à produire une bonne réaction. Nous avons dit plus haut qu'il était nécessaire que le malade ait chaud, lorsqu'il se soumettait à l'action de l'eau froide. Si le temps est sec et d'une température moyenne, de quinze à dix-sept dégrés, la réaction se fera plus facilement que par un temps froid humide et pluvieux. Chacun sait que l'air humide est un bon conducteur de la chaleur et que, s'introduisant jusqu'à la peau à travers les vêtements, il soutire cette chaleur au fur et à mesure qu'elle se développe.

Toutefois, il est bon de remarquer que la réaction est beaucoup plus franche en automne et au printemps et même pendant les beaux jours de l'hiver, qu'au milieu de l'été. En effet, pendant la saison chaude, la transpiration insensible, ou bien les sueurs perpétuelles qui mouillent la surface de la peau font perdre à cette enveloppe une partie de sa vitalité. Elle est molle et comme macérée. Aussi se réchauffe-t-elle moins bien. Elle est aussi moins impressionnée en été qu'en hiver, ce qui nuit certainement à l'effet du traitement. D'où la conclusion que le traitement hydrothérapique est plus actif au printemps et en automne qu'en été.

§ V. Exercice.

L'exercice est enfin le complément de toutes les conditions nécessaires pour faire naître ou pour entretenir une bonne réaction. On sait que l'exercice est par lui-même une source de chaleur à cause des actions chimiques provoquées par la contraction des muscles. L'exercice modéré, pendant une demi-heure, pris avant la douche, augmente la circulation et la chaleur à la peau, et provoque même un peu de moîteur légère qui n'est point une contre-indication à l'application de l'eau froide. Mais il est nécessaire que cet état se maintienne jusqu'au moment même de l'opération ; en d'autres termes, le malade doit éviter le froid avec le plus grand soin. Voilà pourquoi il est indispensable de chauffer les salles d'hydrothérapie en hiver et de donner, en toute saison, aux sujets, un peignoir en laine avec lequel ils s'enveloppent entièrement pour se rendre à la douche. Afin d'éviter encore les causes de refroidissement, il est également nécessaire d'avoir des vêtements que l'on puisse ôter et remettre avec la plus grande facilité. Il faut, s'il est possible, se déshabiller, prendre sa douche et se rhabiller dans l'espace de dix minutes. Dès que l'opération est terminée, le malade se met en marche d'un pas assez rapide et proportionné à ses forces pendant une demi-heure ou une heure. Il ne doit pas s'arrêter, durant sa promenade, sous peine de sentir sa réaction s'affaiblir. En hiver, l'oubli de ce conseil pourrait provoquer une maladie aiguë, grave. Lorsque la température est au-dessous de zéro, l'exercice devra être prolongé de manière à déterminer une chaleur persistante à la peau. En été, on évitera le soleil, et en toute saison, il faudra s'éloigner des poëles et des cheminées. Comme nous l'avons vu, la réaction est un phénomène essentiellement physiologique, déterminant un mouvement centrifuge de chaleur. C'est se tromper étrangement que de vouloir produire la réaction en s'approchant d'une cheminée. Ce moyen artificiel est absolument sans effet. Le malade brûlera inutilement sa peau sans se réchauffer, et on le verra grelotter pendant plusieurs heures auprès du feu le plus vif, tandis qu'il aurait suffi d'une promenade d'une demi-heure pour obtenir le bon résultat désiré.

Il est des malades qui ne peuvent marcher que pendant cinq minutes. Ils doivent se rendre dans leur chambre, s'étendre tout habillés sur le lit et se couvrir de couvertures et d'un édredon, afin de conserver et d'augmenter leur réaction commencée. Ils resteront ainsi pendant une bonne heure. Après quelques jours, ou deux ou trois semaines, les forces augmentant, ces malades pourront marcher plus longtemps et diminueront d'autant leur séjour à la chambre.

Il est une précaution nécessaire à tous, c'est de conserver chez soi, au moins pendant une heure ou deux les vêtements que l'on portait en sortant de la salle des douches. En effet, en rentrant dans leur appartement, après avoir fait leur promenade de réaction, beaucoup de malades se découvrent, et restent ainsi pendant plusieurs heures dans une immobilité presque entière et se refroidissent. De là des congestions qui prolongent le temps nécessaire au traitement.

Il est des malades qui, ayant une bonne réaction immédiatement après leur douche, croient inutile de prendre un exercice un peu prolongé. C'est une erreur qu'il faut combattre.

En effet, la réaction va s'affaiblissant, au fur et à mesure que le sujet abrège sa promenade. De là les accidents dont nous avons parlé.

Si la brièveté de la douche doit être proportionnelle à la puissance de réaction de chaque malade, il en est de même de l'exercice. Celui-ci ne sera jamais poussé jusqu'à la fatigue

Régime des malades.

La plupart des malades qui viennent réclamer les secours de l'hydrothérapie, étant chloro-anémiques, et plus ou moins débilités par de longues souffrances, il est nécessaire de leur donner une nourriture substantielle, délicate et variée. Elle devra d'ailleurs, être appropriée, non seulement à l'âge et à la condition sociale des sujets, mais surtout à la maladie qui a nécessité le traitement. Il est clair qu'on ne devra pas accorder une alimentation riche en substances albuminoïdes aux goutteux, tandis que l'on prescrira des viandes grillées et rôties aux malades atteints de spermatorrhée asthémique. On ne donnera point d'aliments gras à ceux qui ont une maladie du pancréas et du foie, tandis qu'on prescrira presque exclusivement le lait à celui qui souffre d'un ulcère à l'estomac, etc.

On ne se montrera pas non plus exclusif, relativement à la boisson des malades.

Prescrire de l'eau à tous les malades, comme le fait encore l'hydrothérapie empirique, est une erreur véritable. Certains malades ne peuvent digérer qu'en buvant un peu de vin ; d'autres, en mêlant à ce liquide une eau gazeuse. Quelques chloro-anémiques se trouvent bien de prendre une eau ferrugineuse légère, le médicament étant mieux supporté de cette façon que par toute autre combinaison. Certains malades atteints de dyspepsie acide peuvent boire avec avantage de l'eau modérément alcaline comme de l'eau de Vals (source de la St.-Jean). Nous sommes loin, comme on le voit, du pain bis et du lait caillé de Priessnitz.

Nous ne ferons qu'indiquer l'emploi de l'eau froide dans le traitement de certaines maladies internes à caractère aigü, comme la scarlatine, la fièvre typhoïde, etc.

Nous avons hâte d'arriver aux différentes applications de l'eau froide, comme agent prophylactique, ou bien comme agent curatif des maladies chroniques.

Médication hygiénique et prophylactique.

Comme son nom l'indique suffisamment, cette médication est destinée à consolider la santé relative des sujets, ou à empêcher l'évolution morbide qui s'opère plus ou moins lentement chez une foule d'individus.

Un grand nombre d'enfants sont lymphatiques, les petites

filles surtout. Parmi elles, combien sont prédisposées à la tuberculisation pulmonaire !

L'hydrothérapie, en favorisant la circulation sanguine des capillaires, en activant les grandes fonctions, particulièrement celles de la nutrition et de la circulation, transforme dans le jeune âge, le tempérament lymphatique en tempérament sanguin. Cette vérité proclamée par Bégin, il y a déjà plus d'un quart de siècle, trouve, chaque jour, sa confirmation dans la pratique.

Tous les enfants chétifs, malingres, névropathiques, à membres grêles, à poitrine étroite, scrofuleux, sujets aux coryzas, aux angines, aux bronchites, à la diarrhée, ceux qui n'ont pas d'appétit, etc., devront être soumis au traitement par l'eau froide.

On commencera, si l'on peut, par la douche en jet, promenée rapidement sur toute la surface du corps, pendant une dizaine de secondes. Après deux ou trois jours, on donnera concurremment la douche en pluie et la douche en jet.

Si l'enfant est très nerveux, on s'en tiendra au jet seul, afin de ne point produire d'excitation. Cette douche sera prise matin et soir pendant plusieurs mois, nous dirons même plusieurs années. On peut faire commencer le traitement aux enfants dès l'âge de quatre ans. Nous croyons pouvoir affirmer avec la plus absolue certitude qu'on obtiendra par ce moyen des résultats inespérés, et que des enfants voués à une mort à peu près certaine, à cause d'un vice héréditaire, seront véritablement transformés. L'hydrothérapie exerce une action beaucoup plus énergique sur les enfants que sur les adultes. On agit donc à coup sûr. Aussi croyons-nous devoir conseiller cette mesure hygiénique et prophylactique à tous les enfants sans exception, soit chez leurs parents, soit dans les maisons d'éducation.

L'application de l'hydrothérapie à l'enfance et à la jeunesse, régénérerait certainement la population française avant dix ans.

Que faut-il pour obtenir un résultat si important. Une douche de quinze secondes chaque matin ! ! Dans la journée une leçon de gymnastique et une bonne hygiène.

L'hydrothérapie appliquée aux enfants exige certaines précautions que nous allons indiquer :

On ne peut pas toujours commencer le traitement par la douche, à cause de la frayeur que cause aux jeunes enfants cette application énergique. On a recours alors au drap mouillé, fortement tordu, ou aux éponges. Les petits enfants, même les plus peureux se soumettent volontiers à un lavage. On se servira d'eau à la température de 10 à 14 degrés centigrades. Si l'enfant est très pusillanime, on versera devant lui, comme nous l'avons conseillé pour certains adultes, un peu d'eau chaude dans le vase destiné à recevoir l'éponge, ou le drap à enveloppement, et l'on pourra laisser monter la température de l'eau à 16 ou 18 degrés ; mais ce n'est là qu'une pratique purement préparatoire. Le lendemain et les jours suivants, on baissera la température de l'eau.

Dans tous les cas, on tâtera l'aptitude réactionnelle du sujet, et si l'on voyait qu'après la première lotion, la réaction est faible, il faudrait, à la seconde séance ,en venir à la température de 10 à 14 degrés et abréger le temps de l'opération. On emploierait alors, de préférence, le drap mouillé, fortement tordu, et l'on arriverait aussi tôt que possible à la douche en jet mobile promenée sur toute la surface du corps, en commençant par les pieds, et allant jusqu'à la ceinture pour la première fois. Le lendemain, on la promènerait sur toute la surface du corps. On ne manquerait pas de donner des éloges au petit malade, afin de l'encourager.

Dans aucun cas on n'emploiera la violence. Si l'enfant témoignait une répugnance extrême pour la douche, on appellerait un autre enfant déjà aguerri, et on le soumettrait à l'opération hydrothérapique devant son petit camarade. Quand on ne peut pas mettre à profit un tel exemple, il faut user de patience, de douceur, et continuer à donner le drap mouillé ou les lotions jusqu'à ce que l'enfant, vaincu par les instances de sa mère, par la promesse de récompenses longtemps désirées, ou stimulé par l'amour propre, se décide enfin à se soumettre au traitement.

De l'Hydrothérapie chez les jeunes Filles et les Femmes.

Il faut, jusqu'à un certain point, user des mêmes précautions chez les jeunes filles et quelques femmes que chez les enfants.

Le tempérament, l'émotivité des uns et des autres ne sont-ils point souvent les mêmes ?

Il est, en outre, très nécessaire de tenir compte de la menstruation. Doit-on faire suivre le traitement aux femmes pendant le cours de leurs règles ? Les avis sont partagés !

Quant à nous, voici comment nous agissons:

Le premier jour, nous engageons les femmes à s'abstenir, les considérant comme ayant besoin de se soigner particulièrement ce jour là. Si la menstruation s'est établie régulièrement, nous conseillons la douche générale en pluie et en jet de courte durée avec les précautions d'usage. Mais nous proscrivons absolument les affusions, le drap mouillé, les lotions, la piscine et surtout les applications partielles. Ajoutons qu'il faut s'abstenir, à cette époque, de toute application hydrothérapique faite chez soi, par la raison que la plupart des appareils que l'on vend sont défectueux, et ne donnent qu'une réaction incomplète.

Il faut avoir recours à la douche, et à la douche seule, sous peine de s'exposer aux accidents les plus graves. Une piscine peut donner la mort ; (le cas a eu lieu en Allemagne) un bain de siége à eau dormante ou à eau courante provoquera peut-être une métro-péritonite. Disons que dans la presque totalité des cas, les douches froides données sans interruption, même à l'apparition des règles, n'ont aucun inconvénient.

Mais y aurait-il un cas de malaise ou de maladie légère sur mille, (et c'est peut-être là ce que nous avons observé) on devrait encore s'en abstenir.

Bien que nous n'ayons jamais vu d'accident un peu sérieux, nous estimons donc qu'il est plus prudent, au point de vue purement thérapeutique d'interrompre les douches le premier jour, et quelque fois même le second jour des menstrues.

Il est encore une autre considération qui, sans être absolument médicale, n'en offre pas moins un intérêt réel pour le médecin et la médication.

Il peut se rencontrer une femme, habituellement bien menstruée, mais qui, sous l'influence d'une maladie à son début (pneumonie, tuberculisation, etc.) ayant pris sa douche comme d'habitude, sans avoir égard aux premières manifestations du flux menstruel, verra tout-à-coup ce flux s'arrêter, et des crachats sanglants, ou une hémoptysie se manifester. Cette malade mettra certainement sur le compte de la douche un accident qui n'est que le résultat d'une affection nouvelle, et rendra responsables le médecin hydropathe et la médication de toutes les conséquences qui pourront s'en suivre. L'entourage ignorant, et même le médecin de la famille ne pourront se défendre d'accuser

4

l'hydrothérapie d'un fait pathologique grave, qu'elle n'aura pas produit.

Il est donc préférable, selon nous, de conseiller aux femmes de ne point prendre de douche, le premier et même quelquefois le second jour de leurs règles.

Il est cependant des circonstances qui doivent, au contraire exiger la continuation des douches, sans un seul jour d'interruption : C'est lorsque l'on a en traitement une femme aménorrhéique ou bien atteinte de ménorrhagie.

Dans le premier cas, c'est-à-dire lorsque les menstrues sont supprimées chez une femme (nous mettons, quant à présent, la grossesse hors de cause), on doit continuer le traitement qui a été dirigé contre l'aménorrhée. La médication consiste en douches générales en pluie, et surtout en douches en jet sur la région pubienne, les cuisses, le bassin, de façon à congestionner les vaisseaux de cette région, et à y appeler le flux physiologique. Mais comme nous l'avons dit tout-à-l'heure, on s'abstiendra de toute application partielle et par conséquent de bain de siége seul. Si, au contraire, la femme est atteinte de ménorrhagie, on doit encore continuer les douches en pluie générale et mobile en jet. Seulement le mode d'application est différent.

Au lieu d'appliquer la lance sous la région hypogastrique, on la dirigera entre les deux épaules, sur les bras, sous les aisselles, afin d'exercer une dérivation puissante. Dans le premier cas (celui d'aménorrhée) on donnerait une douche congestive, mais qui étant appliquée loin de l'organe malade, exerce une véritable action révulsive.

Ainsi, voilà les deux douches en jet, ayant la même force, le même volume, la même température, données de la même façon, pendant le même espace de temps, qui produiront deux effets absolument opposés, selon la région où elles seront appliquées.

La jeune fille aménorrhéique verra ses règles apparaître par suite de la congestion provoquée dans les ovaires et l'utérus.

La femme atteinte deménorrhagie les verra, au contraire s'amoindrir et se régulariser en se renfermant dans une mesure physiologique.

De l'Hydrothérapie pendant la grossesse.

Lorsque l'on aura quelque motif de supposer qu'une femme est enceinte, on devra s'abstenir de lui donner des douches sur le bassin et particulièrement sur la légion hypogastrique, par la raison que nous avons indiquée. Le choc de la douche, et la congestion qui en serait la conséquence, pourraient causer de graves accidents. Nous en disons autant du bain de siége, soit à eau courante, soit à eau dormante. Ajoutons enfin que la douche intra-vaginale que quelques malades seraient tentées de prendre, pourrait déterminer un accouchement avant terme, si le jet lancé sur le col utérin en provoquait la contraction. Mais on donnera toujours avec le plus grand avantage la douche générale en pluie et la douche en lance promenée sur le dos et les quatre membres.

Si la femme est sujette aux vomissements qui accompagnent si souvent la grossesse, on appliquera la douche en éventail au creux épigastrique.

Après les relevailles, la femme se trouvera très bien de prendre des douches générales en pluie et en jet. Cette médication, toute hygiénique, donnera aux organes du bassin et à leurs annexes, une énergie qu'ils n'auraient, dans certains cas, récupérée qu'après plusieurs mois. Ce conseil se trouve justifié, quand on songe au grand nombre de femmes qui ont eu des grossesses laborieuses, des accouchements trop prompts, ou trop pénibles, et qui ont subi des manœuvres imprudentes et inhabiles ; à celles qui se sont levées trop tôt, à toutes celles enfin qui, par une cause ou par une autre, sont restées avec un relâchement des ligaments larges, un col utérin engorgé, et un abaissement de matrice.

S'il n'existe point de maladie proprement dite, un mois de douches en pluie et jet suffisent. Si, au contraire la femme est atteinte d'une de ces maladies qui viennent ordinairement à la suite des couches, il faudra consacrer au traitement un temps qui pourra être fort long.

Examinons rapidement chacune de ces maladies, (congestion utérine, abaissement, antéversion) ainsi que les traitements qu'elles comportent.

1° *De la congestion utérine, etc.*

On rencontre souvent dans la pratique, des femmes se plaignant, chaque mois, un peu avant l'époque menstruelle, de vives douleurs situées profondément dans le petit bassin, avec sensation de poids, de chaleur, de corps étranger qu'elles rapportent, avec raison, à l'approche des règles. Ces douleurs sont causées par une congestion utérine exagérée. L'acte physiologique est devenu une maladie véritable. Chez certaines femmes, ces douleurs disparaissent avec l'apparition des règles, se résolvant physiologiquement par ce flux naturel ; chez d'autres, elles durent pendant et même après l'époque menstruelle, ne permettant pas aux malades de marcher ou de rester dans la station verticale.

Nous n'avons pas à indiquer ici les causes nombreuses de cette congestion devenue rémittente, pour ainsi dire, chez un grand nombre de femmes. La conséquence forcée de ces congestions répétées, qui ne se résolvent qu'imparfaitement, est l'augmentation du volume et du poids de l'utérus, son abaissement par suite du relâchement des ligaments larges; l'irrégularité de la menstruation, soit en fréquence, soit en quantité, et souvent, comme résultat final, un déplacement de l'organe avec ou sans ulcération du col. Ajoutons qu'il est bien rare qu'une maladie semblable, surtout lorsqu'elle est compliquée de déplacement utérin, n'amène pas à sa suite des accidents nerveux variés qui, par leur forme bizarre ou leur intensité, laissent, tout-à-fait dans l'ombre, la maladie principale.

Il nous est arrivé plusieurs fois, en présence des malades seules, ou en consultation, d'avoir émis l'opinion (justifiée plus tard par l'examen direct) que derrière les troubles nerveux se cachait une maladie utérine, cause de tous les accidents. On conçoit, dès lors, combien il est important d'employer une médication qui s'adresse à la cause même de tous les phénomènes morbides. Cette médication agit par la douche révulsive en jet appliquée sur les épaules, sur les bras, sous les aisselles. On y ajoute la douche générale en pluie. Ces deux douches réunies, en appelant le sang à la peau, et particulièrement à la partie supérieure du corps, décongestionneront l'utérus. Elles contribueront, en outre, à guérir de la dyspepsie et de la chloro-anémie la plupart des femmes qui sont atteintes des troubles menstruels dont nous venons de parler. Mais en appliquant ce genre de médication, il est indispensable de prémunir les praticiens contre un accident fort rare, il est vrai, qui s'est déclaré chez certaines malades. C'est le déplacement de la congestion qui, pendant la durée même de la douche appliquée sur les épaules, quittait l'utérus pour se jeter sur les poumons et se traduisait alors par une hémorrhagie pulmonaire heureusement sans gravité. Dans ces circonstances, c'est à la personne qui applique les douches à rester dans une mesure stricte et à ne pas faire cesser une maladie pour en causer une autre plus grave. Si malgré toute la circonspection du médecin, et toute la mesure employée dans l'application du jet dirigé sur la poitrine, on voit que les poumons conservent de la tendance à se congestionner, on cessera cette douche en jet pour s'en tenir à la douche en pluie générale. Si cette dernière, en raison de sa qualité de douche fine, excite la malade, on appliquera la douche en éventail sur toute la surface du corps. On agirait de même dans le cas où la congestion pulmonaire continuerait.

Sous l'influence de cette médication, l'on verra d'abord la santé générale s'améliorer, les forces augmenteront, l'état nerveux perdra de son irritabilité, et bientôt après on remarquera une abondance moindre dans l'écoulement des menstrues, lorsque celles-ci sont exagérées.

Si par suite de l'atonie générale de l'organisme, la malade présentait un déplacement utérin, le médecin aurait la satisfaction de voir ce déplacement disparaître, au fur et à mesure que la malade reprendrait des forces. Enfin, la fonction menstruelle prendra part à l'harmonie générale de l'organisme reconstitué.

En résumé nous n'hésitons pas à conseiller l'emploi de l'hydrothérapie dans le traitement des maladies chroniques de l'utérus, et particulièrement de la congestion chronique. Sous l'influence de son action révulsive et tonique, on verra souvent l'antéversion et la rétroversion disparaître. Si elle est impuissante à guérir l'antéflexion et la rétroflexion, elle rend au moins aux malades une santé relative.

L'ulcération simple qui est liée et quelquefois entretenue par un engorgement, guérit par la disparition de cet engorgement sans que l'on soit obligé d'avoir recours à la cautérisation. Bien plus, les douches froides, générales et révulsives, rendent de grands services dans le traitement des hémorrhagies causées par la présence d'une tumeur fibreuse ou d'un carcinôme. Sans action directe sur le mal lui-même, elles modèrent l'hémorrhagie, la font parfois cesser pour un temps assez long, et mettent les pauvres malades en état de résister davantage à la fatalité de leur affection.

Les douches générales en pluie et en jet seront secondées par les douches vaginales à jet continu toutes les fois que l'abaissement tiendra à l'atonie des organes du bassin. Ces injections guériront souvent la leucorrhée simple. Disons encore qu'elles ne devront jamais être faites à l'approche ou pendant le cours des règles.

De l'hydrothérapie chez les vieillards.

Jusqu'à quel âge peut-on appliquer l'hydrothérapie ? La vieillesse par elle-même n'est-elle pas une contre-indication formelle à l'emploi de cette médication ?

On a donné des douches à des vieillards de quatre-vingts ans, qui ont paru s'en bien trouver. Seulement, le traitement exige alors des précautions beaucoup plus grandes qu'aux autres âges de la vie. La peau du vieillard a notablement perdu de sa vitalité ; la réaction s'y produira donc d'une façon moins énergique et moins durable. Aussi est-il absolument indispensable de mettre le sujet en état, non-seulement d'obtenir cette réaction, mais encore de la conserver pendant tout le temps qui est nécessaire pour décongestionner les organes malades.

Le vieillard est peu excitable, on peut donc lui donner tout à la fois, la douche en pluie, et la douche en jet fortement accentuée, en ayant égard, bien entendu, à son genre de maladie. S'il a une prédisposition à la congestion cérébrale, on ne manquera pas de lui appliquer, sur la tête, une compresse mouillée, pendant quelques minutes, avant l'administration de la douche. On ne lui donnera pas la pluie; mais seulement la douche mobile en jet, qui sera dirigée sur la moitié inférieure du corps, en commençant et en finissant par la plante des pieds.

Le même conseil peut s'adresser au sujet prédisposé à l'apoplexie pulmonaire. Si au contraire, le sujet est atteint d'une maladie de l'appareil urinaire, on se gardera bien de diriger la lance sur les lombes et sur la légion hypogastrique, mais au contraire, on l'appliquera sur les épaules, les bras et la poitrine. On pourra donner alors la pluie verticale et la lance en même temps.

Il n'est pas rare de rencontrer des sujets qui ont à la fois plusieurs maladies; surtout lorsqu'ils sont parvenus à la vieillesse. Delà des indications diverses et des précautions particulières. Cette année encore, nous avons donné des douches à un vieillard de 72 ans, qui vient à chaque printemps, depuis 1866, demander à la puissance de l'hydrothérapie le rétablissement de sa santé. Il avait réclamé nos soins au sujet d'un ensemble de phénomènes pathologiques toujours les mêmes: afflux de sang au cerveau, avec injection vive du col et de la face, alternant avec des palpitations fréquentes et longues, ou bien avec des douleurs rénales très-vives, et parfois des coliques néphrétiques, se jugeant par l'expulsion de graviers assez volumineux d'acide urique. Il n'y avait ni albumine, ni sucre dans les urines.

Pendant une des saisons où il était en traitement, il éprouvait tous les jours une congestion violente, disait-il, à la tête, dès que la digestion était accomplie. On lui donna un bain de siége froid, dérivatif, à eau courante pendant une durée de deux minutes, immédiatement avant sa douche générale. Sous l'influence de cette médication, on voyait la congestion diminuer. Nous lui conseillâmes de prendre un aliment léger une heure avant la douche, et la congestion cérébrale diminua encore; et même à certains jours, elle cessa complètement, parce qu'il se produisait, sans doute, une hypérémie physiologique sur la muqueuse gastrique qui agissait à la manière d'un révulsif, et satisfaisait en même temps un besoin organique.

Quoi qu'il en soit, le malade nous quittait chaque année notablement soulagé. Puis l'hiver arrivant avec le cortége de ses frimas, ce vieillard perdait, peu à peu, le bénéfice acquis par le traitement, jusqu'au printemps de l'année suivante, où il venait reprendre des forces et de la santé.

Comme adjuvant à la médication hydrothérapique, il prenait alternativement de l'eau de Contrexeville et de l'eau de Pougues, pour atténuer les douleurs causées par la gravelle. Quant aux congestions diverses observées chez ce malade, elles étaient d'origine nerveuse; aussi les douches qu'il recevait deux fois par jour, largâ manu, lui procuraient-elles un grand bien-être. Malgré ses 72 ans, ce malade est pour nous un névropathique; car il a présenté plusieurs fois les symptômes du nervosisme, tels que étouffements, palpitations, étranglement hystérique, etc. Doué d'un esprit très cultivé, il juge parfaitement sa situation, et sait, à n'en pas douter, que ses palpitations sont purement nerveuses. Trousseau ne le lui aurait-il pas dit autrefois, il lui suffirait pour être certain que son cœur n'est point malade, de constater qu'il peut aller à la chasse, et marcher chaque jour allègrement pendant de longues heures, depuis bien des années sans accélérer sa circulation. Il est presque superflu d'ajouter que l'on n'entend aucun bruit ni à la pointe, ni même à la base du cœur et qu'il n'existe pas d'œdème aux malléoles.

Et pourtant, il est possible, nous dirons presque il est à

craindre, qu'avec les années, cette habitude morbide dans l'exercice rythmique des battements du cœur, ne finisse par amener une lésion organique. Ne sait-on pas que le cœur où les gros vaisseaux commencent à s'altérer chez un grand nombre de sujets qui ont passé soixante ans.

Si l'on doit être très-attentif dans la manière d'administrer les douches à un pareil malade, dont les artères cependant, paraissent en bon état ; combien plus, doit-on être prudent et même craintif, lorsque l'on a affaire à un sujet dont les artères sont athéromateuses. La crainte doit redoubler si, à la vieillesse, se joint la goutte, et surtout le terrible antécédent d'une première hémorrhagie cérébrale. Cette crainte si légitime augmentera encore lorsque, interrogeant un malade, on apprendra qu'il s'est livré à des excès d'alcool et de tabac, ces deux agents destructeurs du système artériel. En effet, sous l'influence du refoulement sanguin opéré à l'intérieur des viscères, par l'action même de l'eau froide, il peut se faire qu'une des artères crâniennes un peu plus granulo-graisseuse que les autres, se rompe tout-à-coup et entraîne la mort du malade.

Cette circonspection extrême dont nous parlons, à l'égard des vieillards, menacés d'hémorrhagie cérébrale, ne doit jamais faire défaut quelle que soit la maladie dont le sujet est atteint. Il faut se souvenir qu'à cet âge, la résistance vitale est affaiblie, et que la réaction dont nous avons signalé toute l'importance, est moins facile et moins durable. Aussi les congestions acquièrent-elles une gravité très-grande, et d'autant plus insidieuse qu'elles ne s'accusent souvent par aucun malaise inquiétant, mais seulement par une faible accélération du pouls.

Tel vieillard atteint d'une congestion rénale chronique, qui manque sa réaction, peut être pris d'accidents urémiques mortels.

De l'eau prise en boisson dans un but thérapeutique.

La cure de certaines maladies diathésiques (goutte, rhumatismes, herpétisme), sera secondée par l'eau prise à l'intérieur, à la dose de un ou plusieurs litres par jour, surtout si le traitement principal repose sur l'emploi de l'étuve sèche suivie de la douche froide.

En pareil cas, l'eau doit être bue par demi-verres, en prenant la précaution de faire de l'exercice dans l'intervalle. Elle exerce alors une action altérante, sudorifique, dépurative, dont on peut tirer un excellent parti. Nous nous sommes également bien trouvé de l'emploi de l'eau de source donnée par quarts de verre de demi-heure en demi-heure, jusqu'à concurrence d'un demi-litre ; toutes les fois que nous avons voulu tonifier la muqueuse gastrique chez les malades ayant perdu l'appétit depuis longtemps. Il faut également que les malades fassent une promenade entre chaque prise de boisson.

Traite-t-on des malades chloro-anémiques, lymphatiques, scrofuleux, il faut se montrer assez réservé dans l'emploi de l'eau froide à l'intérieur, et ne pas en donner plus d'un à deux litres en vingt-quatre heures, en la prenant par demi-verres, dans les intervalles de l'exercice. Agir autrement, ce serait dépasser le but, et l'eau froide, au lieu de conserver sa propriété essentiellement tonique, acquiérerait des propriétés débilitantes, et dépressives, et augmenterait la faiblesse générale que l'on voulait combattre.

Tempéraments et idiosyncrasies.

La médication hydrothérapique doit être encore modifiée selon le tempérament des sujets et leurs différences individuelles. Le tempérament nerveux, étant le plus souvent en cause, c'est par lui que nous commencerons.

§ Ier.

Tempérament nerveux.

Il faut des ménagements extrêmes dès le début, si l'on veut que les sujets consentent à suivre le traitement hydrothérapique. Chez ceux qui persévèrent, on ne tarde pas à voir la plupart des symptômes morbides augmenter, si l'on ne prend pas les précautions qui ont pour but d'éviter une surexcitation toujours fâcheuse. Nous ne donnons jamais de douches fines, en commençant, telles que la douche en pluie et la douche en cercle, mais simplement la douche en jet promenée sur toute la surface du corps, ou bien la douche en éventail. Si les sujets sont pusillanimes, ou excités par ces douches, nous conseillons l'application du drap mouillé ou les lotions au moyen de grosses éponges.

Aux sujets trés surexcités, pendant le cours dn traitement il est bon de conseiller, parfois, la piscine que nous regardons comme le premier des sédatifs.

On doit, en outre, faire l'application du procédé aussi courte que possible. En général une douche de dix à quinze secondes est suffisante. Si le sujet ne peut la supporter, il faut en diminuer la durée jusqu'à deux ou trois secondes. Que l'on ne croie pas que nous exagérons. Il arrive parfois qu'on est obligé de s'en tenir là jusqu'à ce que le sujet soit devenu moins excitable.

Quant à la température de l'eau, elle doit être en général de dix à quatorze degrés.

Mais il est quelques sujets très nerveux qui ne peuvent la supporter. Nous ne partageons donc pas l'opinion de certains hydropathes qui veulent que l'on commence toujours la médication hydrothérapique proprement dite par de l'eau froide. Bien plus, nous sommes persuadé, comme nous l'avons déjà dit, qu'il existe un certain nombre de sujets qui, toutes choses étant égales d'ailleurs, réagiront mieux avec de l'eau à 14, 16 ou 18 degrés centigrades qu'avec de l'eau à 8 degrés. Il y a là tout un champ scientifique à explorer.

Pour venir à l'appui de cette assertion, nous disions, en 1867 (1) qu'un certain nombre de sujets ne peuvent supporter l'eau froide dès le début, et se trouvent relativement mieux d'une température moins basse. Citons un fait qui s'est passé sous nos yeux avec ses péripéties pathologiques, prévues et annoncées par nous avant tout commencement de traitement. Cette observation servira en même temps d'exemple pour caractériser plusieurs des signes et des symptômes de l'hystérie chez l'homme.

M. F., receveur des domaines, est âgé de 40 ans 1/2. Comme sa mère, qui existe encore, il a une constitution très délicate et un tempérament très nerveux. Son père est doué, au contraire, d'un tempérament sanguin. Ses grands parents sont morts fort âgés. Il n'y a ni goutte, ni gravelle, ni dartres dans la famille. M. F. a eu la rougeole, la fièvre typhoïde, et des fièvres intermittentes. Pendant l'année 1866, il fut pris de douleurs névralgiques violentes à l'occiput, et obligé de garder le lit. Elles cessèrent lorsqu'on employa le chloroforme ; mais l'ébranlement nerveux avait été si grand, que le malade ne recouvra sa santé habituelle qu'après plusieurs semaines. Ces douleurs révinrent trois

(1) Des Indications et des contre-indications en hydrothérapie, br. in-8, Paris, 1867.

mois après. Puis le malade perdit l'appétit, c'est à peine s'il pouvait faire un repas par jour.

Les forces et l'aptitude au travail diminuèrent notablement. Enfin des crises nerveuses apparurent et devinrent bientôt fréquentes. Elles arrivaient tout d'un coup, au moment où le malade s'y attendait le moins. Elles débutaient par un rire convulsif, accompagné de cris et de larmes, et suivi d'étouffement, de palpitations, de convulsions, et de douleurs généralisées ; mais plus intenses dans les articulations. Tantôt le malade ne pouvait faire un seul pas, tantôt au contraire, il se sentait poussé en avant par une force irrésistible. Il n'avait pas conscience de la durée des crises qui étaient ordinairement d'une à deux heures.

C'est le 19 mars 1869 que M. F. réclame nos soins. Il insiste avec raison, sur la douleur qu'il ressent à la nuque. Celle-ci prend naissance à la bosse occipitale, descend de chaque côté de la ligne médiane du cou, et s'épanouit en accusant, pour ainsi dire, la forme des muscles trapèzes. Elle oblige le malade à se tenir dans une immobilité absolue ; car s'il tourne la tête soit à gauche, soit à droite, cette douleur devient intolérable. Dans certains moments, la face présente une sensibilité exagérée sous l'influence d'un abaissement de température. La douleur dont nous parlons, parait être liée à l'état de l'estomac qui est paresseux et laisse échapper des éructations. M. F. n'a ni soif, ni envie de vomir. Il ressent des douleurs qui s'étendent de l'épigastre à l'ombilic. Il existe, en outre, une constipation très grande. M. F. attribue son mal au séjour prolongé qu'il fit dans un bureau dont la température est très variable. Il est sujet aux angines et s'enrhume facilement, mais il n'a jamais eu d'hémoptysies, et, l'oppression qu'il ressent est purement nerveuse. Le pouls bat 76 fois par minute, il est régulier, flasque, et s'écrase facilement sous le doigt. Le malade se plaint d'avoir souvent des palpitations; mais il n'existe aucun bruit anormal au cœur ni dans les gros vaisseaux.

Les forces physiques ont diminué, sans qu'il y ait toutefois paralysie, ni de la motilité, ni de la sensibilité. M. F., n'éprouve ni crampes, ni fourmillements, ni anesthésie, ni hypéresthésie; seulement une sensation de chatouillement, qui provoque un rire involontaire, lorsqu'on appuie sur certaines parties du corps, comme la légion dorsale, les cuisses, etc. Est-il plus souffrant, il lui est impossible d'allonger les bras pour saisir un objet. Ainsi, étant à table, il ne pourra verser de l'eau dans son verre, ni porter sa fourchette à sa bouche; la contraction des muscles étant plus forte que sa volonté. Lorsqu'il prend une plume, il éprouve un phénomène analogue à la crampe des écrivains, aussi écrit-il plutôt avec son avant-bras qu'avec ses doigts. La force manuelle atteint 37 kilogrammes au dynamomètre de Duchenne de Boulogne. Le sommeil est interrompu, incomplet, et cesse à deux heures du matin.

M. F., commence son traitement hydrothérapique le 19 mars 1869, en recevant pendant trois ou quatre secondes une douche mobile en jet de 10 degrés centigrades donnée avec une extrême précaution, depuis le bassin jusqu'aux pieds. A peine a-t-il ressenti les premières atteintes du liquide, qu'il pousse des cris, s'affaisse momentanément sur lui-même, et bientôt après, éprouve des contractions musculaires violentes, involontaires, (mouvements reflexes) et dont il n'a pas conscience. Puis un rire involontaire, irrésistible, fait grimacer son visage; ses dents claquent. Il ressent une douleur aiguë à la nuque, et une oppression pénible. Ces phénomènes durent trois à quatre minutes pendant lesquelles le pouls est fréquent et régulier. La réaction s'opère; et avec elle se manifestent des palpitations.

Le soir du même jour, nous faisions pratiquer, comme nous en avons l'habitude, en pareil cas, des lotions avec de l'eau à 26 degrés centigrades. Les mêmes phénomènes ont lieu, mais ils sont beaucoup moins accusés.

Les jours suivants, on fait des lotions, en abaissant graduellement la température du liquide, et les phénomènes sus-indiqués vont en diminuant et disparaissent. Le 26 mars, la température de l'eau est à dix degrés, et le malade l'a parfaitement supportée.

Le 27 mars, pendant les grands efforts de la défécation, M. F... perd, par le canal de l'urètre, une cuillerée d'un liquide blanchâtre, qui, examiné au microscope, accuse la présence d'une grande quantité de spermatozoaires.

1er Avril. — le malade est mieux ; les forces ont augmenté, les digestions sont plus faciles. Il a pris une douche en jet qu'il a parfaitement supportée ; il l'a trouvée même moins désagréable que la lotion.

17 Avril. — L'amélioration a fait des progrès. La douleur à la nuque a presque entièrement cessé. Les digestions, quoique encore un peu lentes, s'opèrent néanmoins avec plus de régularité. Le sommeil est meilleur, l'oppression moindre ; le malade engraisse ; il prend une douche en jet matin et soir.

21 Avril. — Le malade se plaint par instants d'avoir une agitation involontaire de la jambe droite. La nuit précédente a été troublée. Nous prescrivons une piscine à la place de la douche du soir. Sous l'influence de cette immersion, l'agitation cesse entièrement. Mais le traitement n'a pas encore triomphé de la constipation.

2 Mai. — Le malade a eu une petite crise, caractérisée par une agitation générale ; de violentes palpitations, l'envie de rire et de pleurer tout à la fois. Cette crise est arrivée sans cause appréciable ; elle a duré quelques heures et a

été suivie, le lendemain, de douleurs à la nuque, d'agacement et de faiblesse.

5 Mai. — La douleur à la nuque persiste ; néanmoins, le malade se trouve beaucoup mieux, il a bonne mine, les forces ont augmenté, l'appétit est excellent, les digestions sont meilleures, les pertes seminales ont presque entièrement disparu. Mais la constipation n'a point encore cédé. Nous conseillons au malade de prendre, chaque jour, un lavement froid, avec une cuillerée à bouche de glycérine.

10 Mai. — La constipation a cessé, mais la douleur de la nuque s'est fixée à l'estomac. — Prescription : Douche générale en pluie et douche en éventail sur la région épigastrique.

18 Mai. — A une heure de l'après-midi, sans cause connue, le malade a été atteint d'une crise hystériforme: oppression considérable, rire convulsif et lugubre, agitation extrême, mouvements involontaires, etc. — Prescription : Ether en inhalation, et en boisson dans un verre d'eau, sinapisme sur le sternum. L'accès dure trois-quarts d'heure ; il est suivi d'un notable accablement. A trois heures et demie, le malade prend une douche en cloche et une douche en jet pendant une demi-minute, et s'en trouve bien.

Du 18 au 22 Mai, entre onze heures et midi, M. F... a ressenti, quoiqu'à un moindre degré, les atteintes de la même crise nerveuse.

Mais le 22 Mai, nous lui faisons prendre sa douche à un moment rapproché de l'accès, et nous constatons que la crise nerveuse n'a pas lieu.

Dans les premiers jours du mois de juin, le malade ne se plaignait plus que d'un peu d'agitation après le déjeûner; agitation qui céda bientôt à l'action continue de deux piscines par jour. M. F... jouissait d'un excellent appétit, il avait recouvré la plénitude de ses forces, et se trouvait dans un état si satisfaisant qu'il nous quitta le 29 Juin 1869. La constipation seule avait persisté, nous conseillâmes de prendre, chaque jour, une cuillerée à bouche de graines de lin, délayée dans un verre d'eau froide.

Ce malade avait la gracilité, les manières douces et le charme d'une femme. Pendant ses crises, il offrait l'ensemble pathologique d'une véritable attaque de nerfs; c'était pour ainsi dire l'hystérie faite homme.

Pour une pareille constitution, l'eau à 10 degrés, dès le début, était trop froide. L'eau à 25, 26 degrés, administrée en lotions, nous a permisde commencer un traitement poursuivi bientôt par les moyens ordinaires; mais qui aurait peut-être échoué, si nous n'avions pas prescrit cette modification dans la température du liquide.

§ II.— Tempérament sanguin.

C'est celui qui offre le plus de ressources pour triompher d'une maladie, parce qu'il est plus facile, dans cette circonstance, de provoquer une réaction énergique et générale. Mais si l'on n'a pas à se préoccuper de la surexcitation nerveuse, comme précédemment, par contre, doit-on craindre que la réaction se faisant mal, par suite du manque de précautions du malade ou de la mauvaise application de la douche, la congestion interne ne soit plus profonde, et ne provoque une hémorrhagie. C'est la médication hydrothérapique révulsive qui est le plus souvent employée lorsqu'il s'agit de combattre une maladie chez un sujet à tempérament sanguin.

§ III.— Tempérament scrofuleux.

Il permet d'employer les douches les plus énergiques, sans que l'on ait à craindre un accident quelconque. Ce n'est assurément pas la surexcitation nerveuse qui est à redouter. Aussi peut-on donner les douches les plus stimulantes,comme la pluie verticale et l'arrosoir mobile ou bien la douche en cercle. La stimulation imprimée au malade sera le commencement de la guérison.

§ IV.— Des idiosyncrasies.

Tout en observant les règles dans l'emploi des modificateurs, il faut tenir compte des idiosyncrasies présentées par certains sujets. Sur trois malades ayant un goître exopthalmique, deux n'éprouvent aucune amélioration en recevant la douche sur les pieds ; cette douche, au contraire, réussit bien chez le troisième malade. Tel sujet atteint de pertes séminales, voit celles-ci augmenter, lorsque la douche est dirigée sur les pieds, etc.

§ V.— Des habitudes morbides.

Dans le cours d'un traitement hydrothérapique, il faut se garder de faire passer certains états morbides généralement anciens, supplémentaires ou non d'une fonction languissante ou éteinte, qui paraissent avoir élu, à tout jamais, domicile dans l'organisme, et qui ne troublent pas d'une façon notable la santé générale. On a donné à ces phénomènes pathologiques le nom d'habitudes morbides. Nous ne faisons que les indiquer ici, nous réservant de les étudier dans le chapître consacré aux contre-indications hydrothérapiques.

INDICATIONS THÉRAPEUTIQUES.

MODE D'ACTION DES DIFFÉRENTES DOUCHES ; APPLICATIONS HYDROTHÉRAPIQUES.

Pathologie générale.

Les applications hydrothérapiques, particulièrement les douches, offrent des résultats bien divers. La piscine est le premier des sédatifs, puis l'affusion, la lotion, le drap fortement mouillé. Mais l'effet sédatif de ces différentes applications à un caractère spécial qui, loin de déprimer les forces vitales, tend au contraire à les développer, en régularisant la circulation sanguine et nerveuse. Cette vue de la théorie est tellement justifiée par la pratique, qu'en Angleterre, pour la première fois on a employé l'affusion froide, afin de combattre l'ataxie chez les scarlatineux, et qu'on a réussi à rappeler l'exhantème. Tout récemment, on a même proposé de nouveau l'emploi du drap mouillé pour abréger la période algide du choléra. Dans ces deux derniers cas, si l'on jugeait à propos d'employer le drap mouillé, nous pensons qu'il serait préférable de se servir du drap mouillé très tordu qui est plus excitant que sédatif.

Nous ne pouvons donc considérer les différentes applications hydrothérapiques dont nous venons de parler, comme des sédatifs absolus. Ces applications, rapidement faites, ont une action primitive instantanée qui est certainement excitante ; la sédation ne vient que plus tard au fur-et-à-mesure que l'on prolonge l'application du froid.

Si nous voulons étudier de près l'action générale des douches et les classer, en allant de la moins excitante à celle qui l'est le plus, nous trouvons les douches larges comme l'éventail, la douche en cloche, la col de cygne, la lance ou douche mobile en jet.

Ces douches ont encore un effet primitif excitant, mais qui est bien surpassé par leur effet secondaire qui est sédatif.

Dès que nous arrivons aux douches fines, l'effet sédatif tend à disparaître au profit de l'excitation. Aussi la pluie, le bain de siége à eau courante, la douche en cercle sont des douches essentiellement excitantes parce que leur jet est fin et puissant. Enfin, la douche irritative et révulsive par excellence est la douche filiforme qui peut perforer le derme et faire couler le sang avec la plus grande facilité. Lancée à la distance de trois à quatre mètres, elle pulvérise l'eau que l'on peut alors diriger, comme une vapeur légère sur les organes délicats, les yeux, le larynx, le conduit auditif.

Quant à l'étuve sèche, elle a deux manières d'agir : elle produit une action irritative seulement sur la peau, si l'on ne veut provoquer qu'un commencement de transpiration brusquement arrêtée par une douche froide.

Il est des malades dont la peau parcheminée, pour ainsi dire, fonctionne à peine, et qui réagiraient difficilement, si on n'employait pas d'abord ce mode de traitement. On les place dans l'appareil à sudation, où l'on porte rapidement la chaleur à trente-sept ou quarante dégrès centigrades. Quelques médecins vont même jusqu'à cinquante et soixante dégrès. Aussitôt que le malade est assis dans l'étuve, on recouvre sa tête d'une serviette fortement mouillée qu'on renouvelle aussitôt qu'elle s'est échauffée. Un thermomètre, introduit dans l'étuve, permet, à chaque instant, d'en apprécier la température. Toutes les cinq minutes, on fait boire au malade quelques gorgées d'eau froide ; l'air qu'il respire doit être frais. On évite ainsi les congestions vers le cerveau et les poumons, si fréquentes, et parfois si dangereuses, quand on prend un bain de vapeur.

Dès que les premières gouttelettes de sueur apparaissent, on termine brusquement la séance par une douche froide.

Voilà un procédé de médication irritative.

Si l'on veut, au contraire, prolonger la séance pour obtenir une transpiration abondante, il est prudent de ne point élever la température au-delà de quarante degrés. Mais on peut faire durer graduellement la séance pendant trois quarts d'heure et même une heure. Si l'on renouvelle la séance pendant un certain nombre de jours, on exerce, véritablement, sur le sujet une action dépurative.

Ces données sont précieuses parce qu'elles permettent de choisir l'application hydrothérapique qui convient le mieux aux malades en traitement.

Un sujet nerveux étant donné, il faut, tout à la fois, tâter sa capacité réactionnelle, et son irritabilité maladive. On prescrit en conséquence le drap mouillé, non tordu, si l'on veut provoquer, avant tout, la sédation; très-tordu, au contraire, si l'on craint que la réaction ne soit pas assez franche. L'application, qui n'a pas duré plus d'une demi-minute à une minute, calme tout à la fois le malade et lui donne un peu plus de force. On peut, dès le lendemain, passer à l'emploi de la douche mobile en jet, promenée sur toute la surface du corps. Si cette douche est bien supportée, si la réaction est énergique, on la donnera deux fois par jour, avant le grand déjeûner, c'est-à-dire, entre 9 et 11 heures du matin, puis entre 4 et 6 heures de l'après-midi. Mais voici qu'après une semaine ou deux, la réaction est moins bonne.

Il faut alors diminuer la durée de la douche, et si cela ne suffit pas, on administrera la pluie très-courte et la douche en jet simultanément.

On voit alors la réaction se produire avec énergie; le

tégument est rouge ; le malade y éprouve une assez vive chaleur accompagnée d'une réelle sensation de bien-être.

Cependant après avoir pris pendant quelques jours la douche en pluie et la douche mobile en jet, le malade se sent agité, agacé, irritable. Le sommeil, qui était calme et profond, est maintenant interrompu par des songes pénibles. L'agitation a même obligé le malade à sortir de son lit et à marcher dans sa chambre pendant une partie de la nuit.

On supprime la pluie et on remplace la douche du soir par le drap fortement mouillé. Quand cette application ne suffit pas, le médecin prescrit la piscine.

Si le malade continue encore à être agité, il doit prendre une piscine le matin, une autre à cinq heures de l'après-midi, et au besoin un drap mouillé à 10 heures du soir, au moment de se mettre au lit. Sous l'influence de ces applications, le calme reviendra et le malade pourra reprendre la douche mobile en jet, une fois d'abord, et bientôt deux fois par jour.

Un autre sujet se présente, chez lequel on n'a pas à redouter la surexcitation morbide, mais qui ne réagit que très-difficilement sous l'influence de la douche. Nous venons de dire qu'il fallait diminuer la durée de cette application. Si, malgré la briéveté de la douche, la réaction est encore difficile on abrégera davantage la durée de l'épreuve. Il existe des malades auxquels il ne faut pas donner une douche de plus d'une ou deux secondes. On doit alors conduire les sujets, bien enveloppés dans un peignoir en laine, jusqu'à la portée même de l'appareil, et n'ôter ce dernier vêtement qu'au moment même où l'eau projetée avec force va envelopper rapidement le corps tout entier.

Certains malades réagissent mieux par l'emploi du drap

mouillé très-tordu que par la douche. Il faudra donc essayer ce moyen.

Quoiqu'il en soit, disons qu'il est à peu près impossible de rencontrer un sujet, si malade qu'il soit, chez lequel la réaction n'ait pas lieu. L'eau froide, le choc du liquide, la brièveté de l'application, voilà les trois conditions nécessaires, mais certaines pour obtenir la réaction. D'ailleurs celle-ci, faible au début, se développera peu-à-peu. Nous l'avons donnée à un malade arrivé à la période ultime de la maladie de Bright, la réaction était parfaite.

Mais voici un nouveau sujet, chez lequel la réaction s'est bien opérée dès le début, il est peu excitable, mais il éprouve des congestions sanguines actives, aigües, fort diverses, éclatant subitement pour disparaître bientôt et revenir encore, se fixant tantôt dans un organe, tantôt dans un autre, mais plus souvent ayant leur siége de prédilection selon le sexe (uterus), selon l'âge (le cerveau), etc., et occasionnant les troubles multiples et variés qu'on pourrait être porté à prendre pour des lésions organiques, lorsque ces congestions se localisent d'une façon prolongée. Évidemment, c'est à la médication hydrothérapique, révulsive qu'il faut alors avoir recours, afin de combattre cette accumulation maladive du sang dans les vaisseaux capillailaires. La congestion se porte-t-elle vers la tête avec rougeur de la face, pesanteur cérébrale, paresse intellectuelle; on recouvre la tête du sujet d'une serviette très-mouillée et on lui donne la douche mobile en jet, seule, sur la moitié inférieure du corps en insistant et en finissant par la plante des pieds.

Si cette médication est insuffisante, il faut la faire précéder par le bain de pieds à eau courante, dont l'application est on ne peut plus facile. Le malade étant couvert d'un peignoir en flanelle, vient s'asseoir près du bain de siége à eau courante, et dégage ses pieds qu'il introduit dans la baignoire.

Les douches circulaire et périnéale sont ouvertes. Le liquide s'en échappant avec force exerce une vive stimulation sur les pieds du malade. Afin de hâter la réaction et de la rendre plus active, celui-ci a le soin de frotter ses pieds l'un contre l'autre. Après trois minutes de durée, le patient se retire et va prendre la douche mobile en jet.

Dans aucun cas, ce malade ne devra recevoir la douche sur la tête.

Le plus souvent les sujets se présentent, non plus avec une congestion sanguine, active, mais avec une congestion chronique. C'est la cause patente ou cachée d'un grand nombre d'états morbides. L'application hydrothérapique est alors complexe. Tantôt la douche doit être dirigée sur l'organe malade (foie et rate), comme nous aurons l'occa sion d'en parler avec détails, tantôt, au contraire, il faut donner la douche loin de l'organe hypérémié. Ainsi agira-t-on pour combattre la congestion de l'utérus

Dans tous les cas, l'application générale de l'eau froide rendra peu à peu aux vaisseaux capillaires la tonicité qu'ils ont perdue, et qui est l'une des causes de la congestion passive.

Un malade se présente avec un œdème des deux membres inférieurs, quelle qu'en soit la cause, (albuminurie, maladies du cœur, obstacle mécanique à la veine Porte, par une tumeur, etc.), il faut lui donner la douche mobile en jet de l'extrémité des pieds au bassin, en exerçant une sorte de massage qui facilite la circulation veineuse en ramenant le sang vers le cœur ; sauf, bien entendu, les contre-indications.

Si l'œdème, au lieu d'être fixé seulement aux malléoles, a envahi la cavité abdominale, et est causé par une congestion, et même pas une dégénérescence rénale, on emploiera l'étuve sèche pendant vingt minutes à une demi-heure et on terminera la séance par la douche générale en pluie et la douche mobile en jet, comme nous venons de l'indiquer.

Dans le premier cas, on guérira les sujets de leur congestion, et dans le second, on prolongera leur vie.

C'est en cette occasion, surtout, que le médecin devra non-seulement tenir compte de la puissance réactionnelle du sujet, mais encore de l'état hygrométrique de l'air. Si le temps est froid et pluvieux, il est préférable de ne point administrer la douche.

Cette précaution est de rigueur, lorsque le malade est atteint de congestion pulmonaire chronique, et menacé ou non d'évolution tuberculeuse ; mais si le sujet se présente à la douche avec un enrouement sans fièvre, contracté sous l'influence d'un refroidissement, il est préférable de faire précéder sa douche froide accoutumée par l'étuve sèche.

C'est ainsi que Nélaton, dont la science déplore la fin si prématurée, en usa pour faire passer une laryngite qui lui éait survenue subitement. Obligé de prendre la parole le lendemain et craignant de ne pouvoir le faire, il eut recours à l'hydrothérapie. Une bonne séance dans l'étuve où il transpira fort abondamment, suivie d'une douche froide générale, suffit pour lui rendre la voix.

Action sédative de l'eau froide.

D'après ce qui précède, on peut conclure que l'eau froide est essentiellement excitante, tonique; mais à la condition que son application soit de courte durée. Si cette application se prolonge, l'eau acquiert une autre propriété; elle devient sédative, antiphlogistique. Cette action constatée par les chirurgiens Percy et Lombard à la fin du dernier siècle, mise en lumière, postérieurement, par Tanchou et par Josse d'Amiens, résulte de la soustraction continue de la chaleur aux parties mêmes où l'application est faite, soustraction dont le résultat final est la continuation de la contraction des artériolles.

Nous ne ferons que signaler les nombreuses applications qui ont été faites de l'eau froide dans le traitement des maladies chirurgicales aiguës, plaies simples ou par écrasements, brûlures, érysipèles, etc.

Pour que cette action sédative ait lieu, il faut que l'application de l'eau fraîche (de 14 à 18 degrés centigrades) soit continue sans la moindre interruption pendant six, douze, vingt-quatre, trente-six heures, et plus, selon les circonstances, afin d'éviter la réaction.

Les compresses sédatives sont très-utiles pour combattre les douleurs si nombreuses, si fréquentes, si variées qu'éprouvent les névropathiques. Il suffit par fois de l'application d'une large serviette très-mouillée, sur le ventre pour calmer les douleurs atroces accusées par certaines femmes hystériques pendant leurs crises.

Médications diverses de l'hydrothérapie :

RÉVULSIVE, HÉMOSTATIQUE, TONIQUE, SUDORIFIQUE, RÉSOLUTIVE, ANTI-PHLOGISTIQUE, SÉDATIVE, EXCITATRICE, ANTIPÉRIODIQUE.

L'hydrothérapie est le régulateur, par excellence, du système nerveux, aussi exerce-t-elle une stimulation puissante sur toutes les grandes fonctions, particulièrement sur la circulation et la nutrition ; de là ses magnifiques résultats dans le traitement de la plupart des maladies chroniques.

Par ses propriétés admirables et variées, l'eau froide,

administrée d'une façon rationnelle et scientifique, se montre véritablement comme une médication spéciale dans les maladies les plus diverses. Cette proposition nous amène à jeter un coup d'œil rapide sur les différents modes d'action de l'hydrothérapie considérée à un point de vue plus général que nous ne l'avons fait jusqu'à présent. Quelques lignes nous suffiront pour faire apprécier sa supériorité sur toutes les autres méthodes de traitement.

Le sujet en proie au mal le plus grave, ne meurt pas toujours par le fait même de la lésion locale dont il est atteint, il est tué par les complications. La femme qui souffre d'un corps fibreux de l'utérus pourrait, parfois, vivre fort longtemps, lorsqu'elle va succomber aux progrès d'une anémie causée par des pertes incessantes de sang que la nutrition est impuissante à réparer. Les douches générales en pluie, et les douches mobiles en jet administrées entre les deux épaules et sur les bras, deux fois par jour, agiront d'une façon merveilleuse. La douche en pluie aura une action hémostatique et reconstitutive; la douche en jet, une action dérivative.

Par la stimulation imprimée à la digestion et à la nutrition, la malade aura de l'appétit, et mangera d'une façon profitable. La congestion utérine ne se traduira plus en hémorrhagies aussi abondantes, déviée qu'elle sera vers la partie supérieure du corps; et l'on verra parfois une malade destinée fatalement à périr, gagner l'époque de la ménopause, et échapper à la mort. L'hydrothérapie sera donc, dans cette circonstance, tout à la fois, *révulsive, hémostatique, reconstitutive, tonique.*

Le malade atteint de congestion rénale simple aurait fini par succomber aux progrès de l'anasarque. Les sudations obtenues par le moyen de l'étuve sèche, et suivies d'une douche générale en pluie et d'une douche mobile en jet sur les épaules et les bras le guériront en peu de temps. L'hydrothérapie sera, dans cette circonstance, une médication *sudorifique* et *absolument curative.*

Les douches mobiles en jet appliquées directement sur une articulation engorgée depuis longtemps, sans caractère aigü bien prononcé, dissiperont cet engorgement. L'hydrothérapie agira alors comme *médication résolutive*. Si pendant le traitement la maladie articulaire passe à l'état aigu, et devient douloureuse, on cessera les douches et l'on appliquera des compresses mouillées qu'on renouvellera toutes les cinq minutes afin d'empêcher la réaction.

L'hydrothérapie exerce alors une *action antiplhogistique et sédative,* qui permet de reprendre les douches résolutives dès que l'inflammation et la douleur ont cessé.

Cette même articulation deviendra-t-elle plus tard absolument indolente et à demi ankylosée; les muscles qui l'environnent seront-ils amaigris par suite d'un repos très prolongé, la douche filiforme, aidée par des douches en pluie, très énergiques, réveilleront la vitalité de cette région. L'hydrothérapie agira dans cette circonstance comme *médication excitatrice*. Enfin, nous ne faisons qu'indiquer la médication anti-périodique, si puissante dans le traitement des fièvres intermittentes.

INDICATIONS SPÉCIALES.

Maladies qui nécessitent l'emploi de l'hydrothérapie.

Après les considérations et les détails dans lesquels nous sommes entré, il nous est maintenant facile d'indiquer, au moins d'une manière générale, les groupes pathologiques, et même certaines maladies particulières qui sont justiciables de l'hydrothérapie.

DYSPEPSIE.

Il faut nommer d'abord la *dyspepsie*, parce que cet état de l'estomac se rencontre très-fréquemment et accompagne un grand nombre de maladies chroniques. Aussi, avons-nous de la peine à la considérer comme une entité morbide. En cherchant bien, on trouvera presque toujours l'organe ou la fonction primitivement malade, et l'on ne sera pas surpris du dépérissement où sont arrivés certains sujets. Cette remarque nous paraît essentiellement pratique surtout en ce qui concerne l'application de l'hydrothérapie.

Quelquefois l'estomac sera le *support* d'une affection constitutionnelle, comme la goutte, le rhumatisme, certaines dartres, la syphilis, etc.

Dans d'autres circonstances, on verra les facultés digestives s'affaiblir pendant longtemps, et la cause de cette faiblesse s'accusera plus tard par l'apparition de tubercules pulmonaires qu'aucun signe n'avait indiqués.

Aussi, lorqu'on a lieu de supposer une pareille disposition morbide, faut-il bien se garder de donner la douche mobile en jet sur la poitrine. Elle congestionnerait les poumons et hâterait l'évolution des tubercules. Mais on donnera le jet brisé sur l'épigastre et l'abdomen ; puis, le jet plein sur les membres inférieurs, de manière à provoquer une révulsion aussi loin que possible des organes menacés.

La dyspepsie, selon nous, peut être souvent considérée comme le cri d'alarme de l'organisme en détresse, et doit engager le médecin à chercher ailleurs, et quelquefois beaucoup plus loin que l'estomac, la cause efficiente et réelle du dépérissement.

Parmi les maladies qui exercent une grande action sympathique sur l'estomac, il faut noter les maladies utérines qui donnent lieu à ces états maladifs complexes sur lesquels l'hydrothérapie exerce une action véritablement remarquable.

Esquissons rapidement une observation médicale qui exprimera mieux notre pensée :

Il s'agit d'une femme de 34 ans ; elle a toujours été bien réglée, quoique avec de vives douleurs ; elle a un enfant qui se porte bien. En 1862, elle fut atteinte d'une fièvre remittente très-grave : deux ans après, émotion violente, déplacement du rein droit, avec antéversion de l'utérus et engorgement très-volumineux du col, qui avait presque doublé de volume; impossibilité de se tenir debout, et, par conséquent, de marcher. Envies de vomir, vomissements, évanouissements, crises violentes, douleurs dans la région lombaire droite, revenant tous les trois jours, et combattues avec succès par le sulfate de quinine. En 1872, trois cautérisations au fer rouge, repos absolu, applications de teinture d'iode. En 1873, la malade pouvait à peine descendre trois ou quatre marches d'escalier, et la station debout était absolument impossible, lorsque le traitement hydrothérapique fut conseillé le 12 juin. A cette époque, la malade avait perdu l'appétit ; elle éprouvait des envies de vomir quotidiennes et fréquentes, mais sans vomissements, constipation, sommeil agité, état nerveux, mélancolie.

Le 12 et le 13 Juin ; application du drap mouillé, puis, les jours suivants, douche en pluie, et douche mobile en jet, excepté sur le bassin. Après un mois, les envies de vomir cessent sous l'influence de la douche en cercle ; mais huit jours ensuite, crise violente de vomissements qui n'amènent que quelques glaires.

Le 10 Août, les forces de la malade ont tellement augmenté qu'elle peut faire, à pied, une promenade de quatre kilomètres, sans souffrir. L'appétit est excellent. Le système nerveux est dans un calme parfait. — On admettra que ce résultat est extrêmement remarquable, si l'on songe que la malade ne pouvait faire quatre pas dans sa chambre sans être soutenue par deux personnes, et en éprouvant les plus vives douleurs.

Le 16 Août, vomissements muqueux abondants. Ils se renouvellent le lendemain, au milieu du dîner. Ils sont annoncés, comme toujours, par un chatouillement au larynx et une toux nerveuse. Dans cette dernière crise, la malade a rendu une grande quantité de liquide filant sans aucune parcelle d'aliments, bien que ce fût au milieu du dîner. Le 18 Août, la malade se trouve assez bien pour faire un voyage d'agrément, en Suisse. Nous l'engageons à prendre un drap mouillé chaque matin. Le 15 Octobre, elle nous annonce qu'elle est guérie. Chez les malades atteints de dyspepsie, la nutrition s'opérant mal, la chloro-anémie survient, et à sa suite, les nombreux troubles du système nerveux.

Le sujet est-il en proie à une maladie grave, il périra beaucoup plus vite, faute de résistance, parce qu'il perdra chaque jour des forces qu'il ne peut réparer.

Lorsque la maladie de l'estomac est simple et primitive, l'hydrothérapie réussit toujours à la guérir. Nous n'avons jamais vu une dyspepsie, une gastralgie simples, si intenses qu'elles fussent, résister au traitement rationnel de l'hydrothérapie : douches en pluie, douches mobiles en éventail ou en arrosoir, à l'épigastre, douches en cercle. Voilà le traitement que nous n'avons jamais vu échouer. Nous n'indiquons pas ici, bien entendu, les modifications que peut comporter le traitement selon les individualités morbides. Nous nous sommes assez étendu antérieurement à ce sujet. Il est bon que les praticiens soient en garde contre une complication des maladies de l'estomac qui passe souvent inaperçue; nous voulons parler de la congestion du foie. Nous l'avons presque toujours rencontrée chez les dyspeptiques, et nous ajouterons qu'elle existe chez un grand nombre de sujets atteints de maladies chroniques ; aussi ne manquons-nous point de mesurer le foie chez la plupart des malades qui nous consultent.

Congestion du Foie.

Grâce aux travaux de Monneret et de Fleury, la mensuration du foie est devenue très-facile. Le sujet étant debout et à jeun, le foie normal commence à quatre centimètres au-dessous du mamelon, et descend jusqu'au bord des côtes sans le dépasser. Latéralement et en arrière, il est également borné par le bord inférieur des côtes. Sur la ligne médiane, il est recouvert par l'appendice xiphoïde. Mais il est bon de savoir que le volume du foie congestionné varie avec la plus étonnante facilité, ce qui peut donner lieu à des erreurs de diagnoslic. En effet, des médecins qui examineraient le foie à quelques jours d'intervalle pourraient lui trouver un volume bien différent. Nous avons eu nous-même une congestion du foie, entretenue pendant plusieurs années par des calculs.

A la suite d'une crise des plus violentes, nous consultâmes Gendrin à Paris. Il constata que le foie débordait les fausses côtes de trois travers de doigt.

Quatre jours après, nous parlions de cette consultation à Fauconneau Dufrene, si connu par ses beaux travaux sur les maladies du foie. Il nous examina avec le plus grand soin. La glande hépatique avait recouvré son volume normal !

Le traitement dirigé contre la congestion du foie consiste dans la douche générale en pluie, et dans la *douche hépatique*. Celle-ci n'est autre chose que la douche mobile en jet dirigé sur la région du foie, et sur la partie de cette glande qui dépasse les fausses côtes. Il est important de tâter, au moyen de la douche, la sensibilité de la glande. Trop faible, la douche donnée sur cette région n'atteint pas le but ; trop forte, la douche détermine de la douleur et peut contusionner la glande. C'est donc un massage qu'il faut exercer sur le foie, à travers la peau, par une douche résolutive dite hépatique. On agira graduellement et méthodiquement pour causer un ébranlement dans la glande engorgée, et en exprimer la trop grande quantité de sang. Il est donc prudent de donner la douche en éventail sur la région du foie, soit au moyen d'une palette en cuivre que l'on adapte à la main au moment de doucher, soit simplement en appliquant l'index gauche sur l'orifice de la douche que l'on ferme à moitié, de façon à transformer le jet en éventail, ce qui est on ne peut plus facile, avec un peu d'habitude. Si l'éventail est bien supporté, on augmentera sa force peu à peu, pour arriver au jet. On pourra toujours donner celui-ci, d'un façon modérée, depuis le mamelon jusqu'au rebord costal, le foie, dans cette région, se trouvant suffisamment protégé. Lorsque la douche est trop forte, elle cause une douleur sourde que le malade ne manque pas de vous signaler. Il suffit parfois de quelques douches pour faire diminuer le foie de plusieurs centimètres.

Nous estimons que le traitement de la congestion chronique du foie par les douches hépatiques, secondées par les douches en pluie, et quelquefois par le bain de siège à eau courante, lorsque la résolution ne s'opère pas assez rapidement, doit être préféré aux alcalins. Il ne fatigue pas les malades et procède immédiatement par la tonicité.

Rien n'empêcherait d'ailleurs de donner concurremment aux malades les Eaux de Vals ou de Vichy en boissons ou celles de Carsbad ou de Marienbad, selon les troubles gastriques qui accompagnent la congestion du foie, mais ce n'est presque jamais nécessaire. Bien que la nature de ce travail ne comporte pas l'insertion des observations des sujets que nous avons traités, nous allons donner la relation très-abrégée d'une congestion du foie guérie par le traitement hydrothérapique.

M. Frédéric M*** est un homme de 21 ans. Son père est mort, en 1868, d'une maladie de foie. Sa mère est vivante. Il a eu trois frères et trois sœurs qui sont tous morts.

M. Frédéric, tout enfant, a eu la rougeole, puis la scarlatine ; et, à l'âge de six ans, la fièvre typhoïde.

Au mois d'avril 1867, il se réveilla la face enflée; bientôt l'œdême gagna les membres ; le délire survint et l'analyse des urines décela la présence de l'albumine. Il guérit entièrement par le moyen de l'eau-de-vie allemande, des eaux de Vals et de Chateldon.

En 1871 ; vomissements glaireux, très-fréquents, soit en sortant de table, soit trois heures après les repas. Plusieurs fois les vomissements ont été de véritables hématémèses. Dans tous les cas, il éprouve de vives douleurs, et une sensation de brûlure dans l'estomac.

C'est en cet état qu'il vient réclamer nos soins le 12 mars 1872. Etat actuel, le malade a une taille au-dessus de la moyenne ; il est mince, fortement constitué, il a le visage coloré. Il ne pèse plus que 69 kilog, au lieu de 88 ; il a donc maigri de 38 livres en un an. Ses forces ont été conservées; il peut faire 34 kilomètres à pied. Nous mesurons sa force musculaire avec le dynamomètre de Duchenne de Boulogne. Elle atteint 45 kilogrammes, force moyenne observée par nous chez les sujets bien portants. Le malade ne tousse pas. Son pouls bat mollement à 73. Sa langue est large, humide, sans enduit. Il passe quelquefois 15 jours, ou un mois sans vomir ; mais quand ce phénomène morbide arrive, il a lieu violemment jusqu'à l'expulsion complète des aliments, et le malade ne fait plus que des efforts qui n'amènent aucun résultat. Lorsqu'il boit du vin, les vomissements reviennent plus vite. L'eau n'étant pas supportée, M. Frédéric boit du lait. Il a une ou deux garde-robes par jour. Il urine avec facilité, sans douleurs ; on n'a plus retrouvé d'albumine depuis 1867. Tous les sens fonctionnent parfaitement. Le malade étant debout, nous constatons que le foie commence à huit centimètres au-dessous du mamelon et accuse une dimension verticale de douze centimètres sans bosselures ; il ne dépasse pas la ligne médiane. La glande est donc congestionnée. En continuant la percussion, on trouve de la matité jusqu'à la région inguinale. Elle est due à une ascite. Le ventre est un peu rétracté ; les veines superficielles sont gonflées, ainsi que celles de la partie supérieure des cuisses. Il n'y a pas d'albumine dans les urines. Le traitement est commencé le 12 mars 1873 par une douche générale en pluie et une douche hépatique d'une demi-minute de durée.

6 Avril ; le malade est mieux, son faciès est meilleur, ses forces ont beaucoup augmenté. Les envies de vomir ont cessé depuis le commencement du traitement, mais le malade a des rapports acides. L'appétit est très-grand, et tous les aliments indistinctement sont digérés. Le foie n'accuse plus que dix centimètres ; il y a donc eu une diminution de deux centimètres en trois semaines. L'épanchement, de son côté, a beaucoup diminué : car il existe maintenant une résonnance dans une longueur de cinq travers de doigt entre le foie et le liquide.

1er Mai ; le foie a repris son volume normal. L'ascite

quoique beaucoup moindre, existe cependant encore. Le malade a engraissé de 8 kilogrammes depuis le 12 mars c'est-à-dire en six semaines environ.

Il nous quitte le 8 mai, et nous ne le revoyons plus qu'au mois de mars de l'année suivante. Il est alors absolument guéri et fort engraissé.

Nous ne ferons pas suivre cette observation de longs commentaires, nous signalerons seulement la rapidité du traitement curatif chez un sujet atteint tout à la fois de dyspepsie acide, de congestion du foie et d'ascite. Nous pourrions relater bien des exemples de guérison chez des sujets malades depuis longtemps de troubles de l'appareil digestif dyspepsie et congestion du foie ; mais celui-ci nous parait suffisant.

Lorsque le symptôme douleur prédomine comme chez les gastralgiques, l'hydrothérapie n'est pas moins efficace. Si la gastralgie est seule, on obtient la guérison assez rapidement. Nous employons peu de médicaments pour concourir au traitement par une très-bonne raison, c'est que les malades qui viennent réclamer les secours de l'hydrothérapie ont généralement usé et abusé des médicaments. Il nous est arrivé pourtant de donner quelques perles de térébenthine et le laudanum à petites doses à un gastralgique, dyspeptique, ne vivant plus, depuis longtemps, que d'un peu de lait, et dont les crises étaient tellement violentes que cet homme se roulait sur le tapis de sa chambre en hurlant de douleur. Il est guéri depuis plusieurs années.

L'hydrothérapie s'est montrée fort efficace chez des malades atteints de dyssenterie chronique contractée dans les pays marécageux. Ces malades qui ont séjourné longtemps en Algérie, au Sénégal ou dans l'Inde présentent souvent, soit avec les troubles digestifs, soit séparément une congestion du foie. D'autres ayant épuisé l'action du quinquina sous toutes les formes et les préparations arsénicales, sans pouvoir se débarrasser de fièvres paludéennes, viennent, en dernier ressort, s'adresser à l'hydrothérapie, surtout lorsque l'état de l'estomac ne permet plus de prendre du sulfate de quinine. On trouve toujours chez ces malades une congestion de la rate, et du foie; c'est sur ces organes qu'il faut concentrer les efforts du traitement. Tel est un médecin de la marine, de retour depuis quelques mois, de Chandernagor, et qui est venu réclamer nos soins.

La fièvre paludéenne, comme un véritable protée, après avoir revêtu chez lui, une foule de transformations (entre autres la paralysie de l'avant-bras gauche et de la main du même côté, a cessé de se montrer redoutable, grâce à d'énormes doses de sulfate de quinine. Mais indépendamment des accès réguliers qu'il éprouvait, ce malade avait encore du vertige, des fourmillements dans les doigts des pieds et des mains, des intermittences du pouls, et la rate et le foie congestionnés.

Le traitement hydrothérapique consiste, depuis six semaines, en douches générales en pluie révulsives sur toute la surface du corps, deux fois par jour, et en douches en éventail résolutives sur la rate et le foie. Les accès ont entièrement cessé ainsi que les vertiges. Ce médecin déclare qu'il va déjà mieux. La médication se présente donc pleine de promesses, et rendra, nous en avons la ferme espérance, la santé complète à ce malade qui aurait peut-être été des années à la récupérer.

Le traitement hydrothérapique guérit toujours les fièvres intermittentes sans complications. Les douches doivent être données quinze à vingt minutes avant l'accès. On verra souvent l'accès suivant diminuer d'intensité et se montrer plus tardivement comme chez le malade qui a pris du sulfate de quinine. Une seule douche a suffi, parfois, pour faire disparaître les accès. Les douches générales en pluie, et les douches mobiles en jet, ou en éventail, sur la rate et le foie (douches spléniques et hépatiques) ne devront pas dépasser une demi-minute.

Nous n'avons pas obtenu de résultats bien marqués chez les malades atteints de dégénérescences rénales.

La médication s'est montrée plus favorable dans le catarrhe vésical, même lorsque les urines présentaient une notable quantité de pus. Mais cette maladie exigeant de longs mois de traitement, les malades que nous avons soignés, n'ont pu rester auprès de nous jusqu'à guérison complète.

Les résultats ont été meilleurs et plus rapides chez les sujets atteints de spermatorrhée.

Il est nécessaire d'établir ici deux distinctions bien tranchées entre les pertes séminales occasionnées par l'inflammation de l'orifice des canaux éjaculateurs, et celles qui proviennent d'un état d'atonie. Dans le premier cas, il faut combattre l'état inflammatoire par des douches en poussière générales, très courtes, et surtout par les douches révulsives sur les bras et les épaules, afin d'appeler la fluxion sanguine vers ces régions. Si ces moyens curatifs ne suffisent pas, on donnera au malade des bains de siége à eau dormante, de dix minutes de durée, à la température de 14 à 20 degrés centigrades, de façon à soustraire de la chaleur à la région hypérémiée. On pourra même appliquer, la nuit, des compresses sédatives sur la périnée et l'hypogastre.

Le malade a-t-il, au contraire, des pertes séminales par asthémie pouvant le conduire ou non à une impuissance absolue ; il faut employer la médication excitante et tonique. Douches générales en pluie, douches également en pluie promenées sur les lombes, le long du trajet des cordons ; bains de siége de 30 secondes à eau courante répétés deux fois par jour avant les douches générales. Ce que nous venons de dire au sujet de la spermatorrhée sthénique et asthénique est également exact, lorsqu'il s'agit de traiter un sujet atteint d'incontinence d'urine. Cette infirmité exige une médication sédative dans le premier cas, tonique et excitante dans le second.

Maladies du système nerveux.

Après les maladies de l'appareil digestif, celles du système nerveux réclament le plus fréquemment le traitement hydrothérapique. Nous les désignons par ce terme générique par ce qu'il comprend les maladies essentiellement douloureuses, les névralgies; (douleurs de nerfs), puis les troubles fonctionnels nerveux connus sous le nom de névroses, et enfin les maladies destructives du tissu nerveux.

Névralgies.

Nous l'affirmons sans crainte d'être démenti, le traitement hydrothérapique est le meilleur pour combattre les névralgies.

Comme dans la généralité des cas, ces maladies sont constituées par une congestion periphérique du nerf, c'est à la médication révulsive qu'il faut avoir recours. Douches en pluie générales et douches mobiles en jet sur le trajet du nerf. Il faut donner cette dernière douche avec beaucoup de précaution, lorsque les nerfs sont superficiels.

En effet, il est à notre connaissance qu'un malade, en traitement pour une névralgie d'un des membres inférieurs, perdit, pendant six mois, l'usage de ce membre, par ce que la douche, en contournant, sans doute la tête du péroné, contusionna le nerf sciatique poplité externe. Il suffit parfois de quelques douches pour faire disparaître la névralgie. Quelque fois aussi, la douleur s'exaspère au commencement du traitement. Ce n'est pas un motif pour le suspendre. Tout au plus remplacera-t-on la douche mobile en jet par la douche mobile en arrosoir sur le trajet du nerf, pour revenir ensuite à la douche en jet. Si la névralgie ne cède pas dans la huitaine ou dans la quinzaine, on place le malade dans l'étuve sèche de façon à élever rapidement le milieu ambiant à 40 degrés centigrades pour provoquer une vive stimulation à la peau. Après une séance d'une demi-heure, le malade bien enveloppé de couvertures, est conduit ou porté dans la salle d'hydrothérapie où il reçoit une douche en pluie et une douche mobile en jet le long du trajet du nerf douloureux. Le même traitement, pour le dire en passant, s'applique aux malades atteints de rhumatisme musculaire chronique. Dans les cas les plus rebelles, on place, dans l'étuve sèche, une certaine quantité de copeaux résineux qui dégagent lentement leur vapeur et exercent une action curative d'une grande valeur. C'est le bain de vapeur térébenthiné. La douche écossaise est également très-bonne pour combattre les névralgies.

Névroses.

Nous voici arrivé à parler des névroses, ces troubles fonctionnels, si singuliers, si étranges par leurs variétés, par leur durée, par le chagrin qu'ils infligent aux malades. Elles forment une partie notable de la clientèle des établissements d'hydrothérapie. Le nom de nervosisme, de névropathie protéiforme que l'on a donné à certaines d'entr'elles, indique la mobilité de leurs allures, et par conséquent les modifications nombreuses, quelque fois quotidiennes, qu'il faut introduire dans la médication qui leur est applicable.

Le traitement doit être à la fois sédatif et tonique (drap mouillé et douche mobile en jet.) Il faut, dans certains cas, combattre par une médication révulsive des congestions qui changent sans cesse de place. Il faut,surtout,asseoir un diagnostic précis sous peine de voir les accidents s'aggraver.

La nature de ce travail nous interdit, à notre grand regret, de relater un certain nombre de grandes névroses dont la médication hydrothérapique a triomphé. Nous devons rester à peu près dans les généralités.

Aux névropathiques qui ne peuvent pas dormir, on prescrira deux piscines par jour, et un drap fortement mouillé dans leur chambre, le soir vers les dix heures, pour reprendre les douches ordinaires en jet aussitôt que le sommeil sera revenu. Les pseudo-paralysies nécessiteront l'emploi des douches locales les plus énergiques sur les membres et quelquefois même les applications de la douche filiforme, à la condition toutefois de ne point réveiller l'excitation générale. La constipation qui est un accident très-fréquent sera combattue par la douche ascendante, secondée ou non par les suppositaires en gélatine ou les mèches introduites, chaque soir, dans le rectum.

Les douleurs viscérales sont souvent apaisées par l'application d'une serviette mouillée que l'on place à demeure, et que l'on renouvelle à chaque crise. Le sommeil somnambulique et cataleptique cesse lorsque l'on injecte de l'eau froide dans les fosses nasales. On prend la précaution de pencher la tête de la malade un peu en avant, afin d'éviter de faire tomber l'eau dans la trachée. Bientôt on voit,et l'on entend un mouvement de déglutition, et la malade ouvre les yeux.

Pour édifier les praticiens sur la valeur curative du traitement hydrothérapique, disons que la médication guérit toujours les hystériques, quelque fois les hystéro-épileptiques, et jamais l'épilepsie qui n'est pas de date récente.

Goître exophthalmique.

Nous avons eu l'occasion de traiter un certain nombre de malades atteints de goître exophthalmique, surtout des personnes du sexe féminin. Nous avons toujours obtenu de l'amélioration, mais jamais de guérison. Le traitement exigerait des années, et les malades le cessent quand elles éprouvent une grande amélioration, espérant toujours que la guérison finira par arriver.

Afin de faire connaître l'heureuse action de l'hydrothérapie sur la marche de cette singulière maladie, nous allons donner, en abrégé, l'histoire d'une jeune fille qui a réclamé nos soins dans ces dernières années. Nous n'avons point à examiner dans ce travail si la maladie de Graves et de Basdow est simplement une expression symptômatique, ou une entité morbide véritable. Acceptons-là, ainsi que beaucoup de médecins, comme une névrose à forme congestive, dont le point de départ serait dans le système nerveux ganglionnaire; névrose sous la dépendance de l'anémie ou de la chlorose. En cette occurrence, il nous paraît assez rationnel de l'étudier avec les maladies du système nerveux.

Il s'agit d'une américaine de 17 ans, arrivant de New-York avec l'aisance et la paisible maturité des femmes de son pays. Elle n'a jamais été malade, mais un de ses frères a eu la danse de St-Guy.

Vers l'âge de 14 ans, Miss ***, eut un refroidissement en prenant un bain froid dans une rivière, et contracta une bronchite qui dura plusieurs mois. A quinze ans, elle s'aperçût que ses yeux et son cou grossissaient, et que son cœur battait plus vite. Les règles apparurent à 16 ans, le 24 novembre 1871, et eurent pour résultat de diminuer la fréquence des battements du cœur, et le volume des yeux. Les règles, dès lors, se montrèrent le 24 de chaque mois, jusqu'en juillet 1872, où Miss ***, quitta l'Amérique pour venir en France. Depuis cette époque son état paraît s'être amélioré.

Le 12 septembre 1872, elle vient à Bellevue réclamer notre traitement.

Les yeux sont très-volumineux et donnent à la physionomie cette expression étrange et sauvage, que l'on n'oublie pas, une fois qu'on l'a vue. La paupière supérieure ne recouvre pas la cornée transparente. La glande thyroïde est assez volumineuse, surtout du côté droit. La mensuration du cou indique 38 centimètres et demi. Les battements du cœur sont à 140. La malade a donc la triade pathologique qui caractérise le goître exophthalmique dans ses caractères essentiels. Mais ce n'est pas tout. Sa conversation est saccadée; sa marche est lente, et elle est obligée de s'arrêter; puis, lorsque les battements du cœur et l'oppression ont un peu diminué, elle marche de nouveau pour s'arrêter encore. L'appétit est vorace. Le sommeil, pendant lequel les yeux restent ouverts, est agité par des cauchemars violents accompagnés de cris. Les règles ont cessé depuis deux mois.

Le traitement a consisté en une douche mobile en jet, par jour, pendant la première quinzaine et ensuite deux douches jusqu'au 25 octobre 1872. Alors, afin de provoquer les règles, nous prescrivons un bain de siége, à eau courante, de deux minutes, suivi d'une douche en jet, sur le pubis, pendant une minute. Le 1er novembre, c'est-à-dire après six semaines de traitement, le cou ne mesure plus que 36 centimètres et demi au lieu de 38 1/2. De 140, les battements du cœur sont tombés à 115 ; les paupières recouvrent maintenant le bord supérieur de la cornée transparente. La malade se rend compte, d'ailleurs, de la diminution du volume des globes oculaires, par ce fait, qu'en Amérique, elle ne pouvait placer son binocle sur son nez. L'appétit est normal; le sommeil est très-calme, et dure toute la nuit. Miss *** peut marcher pendant toute une demi-heure, sans être fatiguée. Elle a engraissé de 5 kilogrammes. Le 24 novembre : une épistaxis qui dure trois quarts d'heure et se montre de nouveau le lendemain, peut être considérée comme une hémorrhagie supplémentaire des règles puisque c'était précisément le 24 de chaque mois que le flux menstruel avait lieu. Le 18 décembre, quelques gouttes de sang nous font espérer que les règles vont venir, et pour en hâter l'apparition, nous prescrivons des préparations d'absinthe et des pédiluves sinapisés. Mais la malade est prise de congestion du pharynx et de la membrane pituitaire, et les règles sont remplacées par des épistaxis.

Le 15 janvier, l'amélioration est plus grande encore que le mois dernier.

Les paupières supérieures se sont encore abaissées davantage sur les globes oculaires; la glande tyroïde a encore diminué ; la mensuration du cou ne donne plus que 35 centimètres 1/2 au lieu de 36 1/2; les battements du cœur sont descendus à 106. La malade peut marcher pendant trois quarts d'heure sans s'arrêter. Enfin les règles sont arrivées. Elles fluent pendant cinq jours, et laissent aprés elles un grand bien-être.

Du mois de janvier 1873 au mois d'août de la même année, l'amélioration alla en augmentant. Les forces revinrent à ce point que la malade put faire de longues promenades sans en souffrir. Enfin elle cessa le traitement pour retourner dans son pays, après avoir fait un voyage d'agrément en Allemagne. Elle devra prendre, pendant un an, chaque matin, un drap fortement mouillé. Bien que cette malade ne soit pas partie guérie, nous avons la conviction qu'aucun traitement n'aurait produit d'aussi bons résultats que l'hydrothérapie. On a dû remarquer que nous nous sommes attachés à diriger la médication pour rappeler les règles disparues, et dissiper ainsi la congestion sanguine qui se portait vers la tête. Combattre les congestions et les hémorrhagies qui se rencontrent si souvent dans la période avancée du goître exophthalmique, c'est là un élément très-important du traitement. Si le processus congestif avait de la tendance à se fixer sur la glande tyroïde dont on verrait le volume augmenter, l'application de compresses sédatives en permanence pourrait être fort utile. On devrait même appliquer de la glace pendant la durée des paroxismes qui mettraient en danger la vie des malades. Le traitement hydrothérapique serait suspendu pendant 24 heures qu'on utiliserait en donnant un drastique à la malade, et en frictionnant la région précordiale avec la teinture de digitale, toutefois sans compter beaucoup sur ce médicament. Pour le dire en passant, en voyant le peu d'effet qu'on obtient de l'emploi de la digitale dans le traitement de cette maladie, ne doit-on pas être porté à croire que le goître exophthalmique est une maladie nerveuse ?

Dans certaines circonstances, on est obligé de suspendre le traitement hydrothérapique pendant un temps plus ou moins long, pressé qu'on se trouve, par des complications de nature inflammatoire.

Ainsi arrive-t-il chez un valaque que nous avons soigné, il y a six ans, et qui pendant le cours d'un traitement qui avait beaucoup amélioré sa situation, fut pris de douleurs violentes dans le bassin. Ces douleurs étaient causées par un abcès, dont le pus, de bonne nature, s'écoula facilement au dehors à la suite de l'ouverture du rectum au moyen de l'introduction de l'index. Il suffit de gratter les parois du rectum avec l'ongle pour donner issue à la collection purulente. La guérison de cet abcès permit de reprendre le traitement. Le malade partit très-amélioré, mais non guéri; il nous quitta quelques mois après, pour retourner à Bukharest.

Il est des circonstances où il faut absolument s'abstenir de tout traitement, sous peine d'aggraver la situation des malades, et de compromettre le médecin et la médication.

Tel fut le cas d'une jeune femme arrivée à la dernière période de la cachexie, de la maladie de Graves et de Basdow avec une diarrhée incoercible.

Nous refusâmes de la traiter, et la remîmes entre les mains du médecin qui nous l'adressait. Elle mourut quelques jours après.

En résumé, l'hydrothérapie se montrera fort utile pour atténuer ou pour guérir la goître exophthalmique; mais à la condition qu'on appliquera le traitement avant la manifestation des grands accidents inflammatoires compliquant ou non la cachexie. Nous ne nous étendrons pas longuement sur l'étude des névroses. Le champ est assurément trop vaste. C'est au médecin hydropathe à varier sa médication, selon le genre de maladie qui se présente, employant la sédation pour calmer la surexcitation nerveuse, la médication excitante et tonique afin de combattre l'état dépressif dans lequel tombent certains sujets. Indépendamment de l'action toute physique de l'hydrothérapie, le praticien devra toujours appeler à son aide le traitement moral, pour soutenir la patience de ses malades, pour les aider à la résignation, pour les consoler. C'est surtout dans cette spécialité de l'art de guérir qu'il faut exercer à la fois la médecine avec son talent et avec son cœur. Un grand nombre de névroses ont le chagrin pour cause première. Les malades si nombreux qui viennent réclamer les secours de l'art pour des troubles fonctionnels du système nerveux doivent donc trouver dans le consultant un médecin et un ami.

Maladies du cerveau.

Monomanie.

Nous avons traité un assez grand nombre de sujets atteints de névroses cérébrales les plus diverses.

Le traitement hydrothérapique a généralement réussi. La forme mélancolique est celle qui a le mieux cédé; et pourtant elle avait acquis, dans certains cas, une intensité qui pouvait faire craindre un échec. Tel était un enfant de treize ans, qui venait de faire un voyage de huit cent kilomètres pour suivre auprès de nous un traitement hydrothérapique. La présence de sa mère ne lui suffisait pas, il avait voulu être accompagné par un gendarme pour être plus certain qu'on ne l'empoisonnerait pas. Il refusait de manger avec les malades; mais pour ne pas mourir de faim, il entrait précipitamment chez un boulanger et achetait un petit pain qu'il se hâtait de dévorer. L'hydrothérapie le guérit entièrement.

Telle jeune fille passait les journées dans les larmes, déclarant que sa tristesse était insurmontable et incurable, bien qu'elle ne fut pas motivée. Après un mois de traitement, elle se mêlait au commerce du monde, s'exerçait à la musique et aux plaisirs de son âge, avec l'espoir d'une guérison qui ne se faisait pas trop attendre.

En semblables circonstances, il faut une extrême circonspection dans l'examen des malades, afin de choisir le mode d'application hydrothérapique d'une facon rationnelle, et se souvenir que très-souvent une cause matérielle est le point de départ des accidents, et les entretient : anémie, chlorose, aménorrhée, herpétisme, etc.

Si la cause de la névropathie n'est pas d'origine matérielle, on dirigera ses recherches dans le domaine psychologique et l'on aura souvent la clef de maladies dont on ne pouvait soupçonner les causes et sur lesquelles on aurait peu de prise : (affection contrariée, jalousie, scrupules religieux, tædium vitæ.)

Névropathie cérébro-cardiaque.

L'hydrothérapie nous a également rendu de grands services dans le traitement de la névropathie cérébro-cardiaque de Krishaber, se présentant avec des formes si variées, si étranges, si douloureuses, simulant parfois les maladies organiques du cerveau et de la moëlle épinière; mais qu'il est toujours facile de reconnaître, en interrogeant les malades avec méthode.

Congestion cérébrale, ramollissement, aphasie.

Nous avons appliqué la médication hydrothérapique révulsive, pour combattre la congestion cérébrale chronique, légère, se manifestant par un peu de gêne dans une des moitiés du corps avec pesanteur et engourdissement de la jambe et du bras correspondants et aussi diminution dans l'aptitude à se livrer à des travaux intellectuels, et affaiblissement de la mémoire. Le traitement nous a réussi, tandis que nous n'avons obtenu aucun résultat définitif dans le traitement du ramollissement cérébral.

Est-ce à dire qu'il faille s'abstenir en pareil cas ? Nous ne le croyons pas.

Au travail de décrépitude qui s'opère dans l'organisme, il faut opposer les médications hydrothérapiques tonique, et révulsive vers les pieds, afin d'éviter ou de dissiper les congestions qui pourraient se produire. Ces congestions se développent par fois et se dissipent avec une grande facilité.

Chez un sujet un peu aphasique et qui, en écrivant, mettait sur l'enveloppe de sa lettre son propre nom et son adresse au lieu du nom et de l'adresse de son ami, nous eûmes l'occasion d'observer une hémiplégie complète du côté droit, avec absolue impossibilité de prononcer un seul mot. C'était le soir, notre diagnostic fût : congestion cérébrale du lobe frontal gauche dans le sillon de la troisième circonvulition. Nous prescrivîmes les révulsifs ordinaires, lavement, purgatif, etc.

Le lendemain matin, nous trouvâmes le malade levé. L'hémiplégie avait cessé, la parole était revenue. Ce malade reprit son traitement, mais nous quitta quelques jours après, ni mieux ni plus mal qu'à son arrivée; nous ne l'avons pas revu.

L'hydrothérapie appliquée en pareil cas a non-seulement pour but de dissiper les congestions locales qui ont lieu sur le point malade; mais encore d'opposer son travail de réparation, ou plutôt de résistance au travail de destruction auquel succombera l'organisme.

Paralysie générale.

Ainsi agissons-nous sur un sujet âgé de 42 ans, atteint, depuis plusieurs années, de paralysie générale à forme lente.

Depuis deux ans, pendant les mois de la belle saison, il reçoit la douche en jet de la ceinture à l'extrémité des membres inférieurs. Peu à peu la langue devient moins libre dans ses mouvements, la mémoire s'éteint, l'intelligence s'oblitère, bien qu'il ne soit pas aliéné, sa conversation est monotone et sans suite, il ne sait plus s'habiller seul, bien qu'il ne soit pas paralysé. Mais enfin il vit. Est-ce à dire qu'il doit à l'hydrothérapie de ne point mourir plus vite? Nous ne pourrions l'affirmer.

Toujours est-il qu'il végète paisiblement, sans souffrance, ne se plaignant d'aucune douleur, déclarant au contraire qu'il va très bien. Ce n'est pas le seul exemple que nous ayons vu de paralysie générale contenue par l'hydrothérapie et mettant des années à arriver au terme fatal.

Tumeurs.

A côté de lui, dans les cabinets attenant à la salle des douches, se rencontre chaque jour un autre malade qui porte une tumeur à la base du crâne du côté droit.

Au commencement de son traitement, en septembre 1872, il était paralysé de toute la moitié gauche du corps avec contracture de la main sur l'avant-bras et de l'avant-bras sur le bras, avec embarras de la langue, à ce point qu'on éprouvait la plus grande difficulté à le comprendre; l'intelligence, très cultivée, était parfaitement intacte.

Il est inutile de détailler ici la longue série des traitements divers qu'il avait suivis, un ent'autres, par les mercuriaux et l'iodure de potassium. Le tout sans succès. On était obligé d'apporter le malade dans les salles consacrées à l'hydrothérapie. Là, soutenu par deux personnes, il faisait quelques pas pour recevoir sa douche.

L'amélioration a été rapide, grâce à l'énergie du malade

qui, depuis plus d'un an, reçoit chaque jour deux douches mobiles en jet de la base de la poitrine à l'extrémité des pieds.

Après 5 mois, il pouvait faire un kilomètre dans sa promenade de préaction et autant dans celle de réaction. Nous avons la ferme espérance qu'il guérira au moins d'une manière relative et que dans tous les cas, la maladie actuelle n'abrégera pas ses jours.

Hémiphlégie.

Les malades qui réclament plus fréquemment, que les précédents, le secours de l'hydrothérapie, sont les hémiplégiques par suite d'hémorrhagie cérébrale.

Doit-on leur appliquer le traitement? Oui, mais dans de certaines conditions.

Il faut qu'il ne se soit encore déclaré qu'une seule hémorrhagie cérébrale, et qu'elle ait au moins un an de date pour qu'on soit sûr que le tissu nerveux est cicatrisé et que le malade a déjà récupéré une partie de ses forces.

L'hydrothérapie doit être révulsive, comme s'il s'agissait de combattre une congestion chronique de cerveau ; douche mobile en jet de la ceinture à la plante des pieds sur laquelle on accentuera le jet, en prolongeant sa durée, et même bain de pieds à eau courante pendant une minute avant la douche mobile. Il est nécessaire de placer une serviette fortement mouillée sur la tête du malade, pendant deux ou trois minutes avant l'administration des différentes douches. Ce traitement augmentera les forces du malade. On éloignera ainsi l'époque d'une nouvelle attaque, mais on ne guérira pas la paralysie.

Nous indiquerons au chapitre des contre-indications, quels sont les cas où l'on doit s'abstenir.

En terminant ce chapitre, constatons que le nombre de femmes atteintes de tumeurs au cerveau, de ramollissement, de paralysie générale et d'hémiplégie, a été de beaucoup inférieur à celui des hommes.

Maladies de la moëlle épinière

Congestion chronique.

Le traitement hydrothérapique doit être employé pour combattre la congestion chronique de la moëlle, congestion encore peu connue, parce qu'elle présente des signes et des symptômes communs avec plusieurs maladies du cerveau et de la moëlle épinière. Sa marche intermittente est irrégulière avec des poussées sanguines venant subitement au milieu d'une amélioration relative pour disparaître et revenir, et se dissiper encore, mais laissant toujours après elles une augmentation de la paralysie incomplète du mouvement et de la sensibilité. En cette occurence, c'est à la médication hydrothérapique excitante et révulsive qu'il faut s'adresser : douche verticale en poussière ; douche mobile en arrosoir projetée sur le tronc ; douche mobile en jet très-accentuée sur les membres inférieurs, particulièrement sur la plante des pieds. On pourra donner, en outre, de deux jours l'un, d'abord, puis successivement une fois, et enfin deux fois par jour, une douche sur les pieds, dans le bain de siège à eau courante. Cette douche locale et révulsive, d'une durée de une demie à deux minutes, devra précéder immédiatement les douches dont nous venons de parler.

La même médication sera employée contre la méningite rachidienne chronique, mais on aura moins de chances de succès.

Les paraplégies essentielles, et de nature purement nerveuses, guérissent toujours par l'emploi de l'hydrothérapie.

L'hémorrhagie de la moëlle est justiciable de la médication par l'eau froide comme l'hémiplégie par suite de l'hémorrhagie cérébrale, mais à la condition qu'il se soit écoulé un temps assez long pour qu'on puisse considérer la cicatrisation nerveuse comme complète.

L'ataxie locomotrice et les différents genres de sclérose de la moëlle se rencontrent très-fréquemment dans les établissements d'hydrothérapie.

La médication par l'eau froide est absolument indiquée, mais elle exige un temps fort long pour donner des résultats favorables.

Nous avons soigné, dans les mois de juillet et août 1863, un homme de 34 ans, qui avait une ataxie locomotrice très-caractérisée datant de quatre années : (troubles de la vue), très-anciens, douleurs fulgurantes, intégrité de la force musculaire et défaut de coordination des mouvements, impossibilité de se tenir debout les yeux fermés, etc.

Le traitement hydrothérapique lui a réussi.

Nous avons revu le malade le 17 avril 1869, environ six ans après, il allait bien, mais marchait en trébuchant. Enfin, il y a quelques mois en juillet 1873, nous l'avons rençontré. Il marchait à peu près comme tout le monde, mais on remarquait dans sa démarche un peu d'irrégularité, dernier reste de la terrible maladie qu'il avait eue. Concurremment avec l'hydrothérapie, nous lui avions fait prendre des pilules de nitrate d'argent. Nous citons l'exemple de ce malade pour montrer que l'ataxie locomotrice peut finir à la longue par s'arrêter.

Nous avons, en ce moment, plusieurs de ces malades qui suivent le même traitement, et paraissent s'en bien trouver. Les douches que nous *leur donnons nous-même* sont les douches mobiles en jet, promenées de la ceinture à l'extrémité des membres inférieurs, en évitant de frapper directement la colonne vertébrale.

Ce sont des douches essentiellement toniques, et révulsives sur les pieds. Nous leur faisons prendre de dix en dix jours, alternativement le nitrate d'argent, puis l'iodure de potassium. Ils ont en outre, un régime alimentaire très substantiel.

Le hasard nous a permis d'observer la très fâcheuse influence des antiphlogistiques pendant le cours de cette maladie. L'un d'eux qui avait été consulter un oculiste pour ses yeux, a subi des émissions sanguines locales, mais réitérées, qui lui ont ôté ses forces, et ont considérablement augmenté la faiblesse des membres inférieurs et l'incoordination des mouvements.

Quant au traitement par l'hydrothérapie des différentes scléroses, il est évident qu'il sera long, très long, et que le résultat sera douteux. On doit, néanmoins, l'employer parce que c'est encore ce qu'il y a de plus rationnel à entreprendre, et que, dans certains cas, il donne des résultats satisfaisants.

Telle est une malade, que notre confrère Duchenne de Boulogne nous a adressée, il y a 17 mois, comme atteinte de sclérose des cordons antéro-latéraux. Nous regrettons de ne pouvoir ajouter à ce travail, déjà étendu, l'histoire pathologique si intéressante de cette malade. Disons seulement qu'à son arrivée, elle ne pouvait faire trois pas dans sa chambre sans être appuyée sur deux béquilles et qu'aujourd'hui elle parcourt environ un kilomètre, sans être soutenue ; en se reposant, il est vrai, plusieurs fois pendant le trajet. Cette malade qui a momentanément cessé le traitement pour retourner dans sa famille, guérira-t-elle entièrement, absolument? Nous n'osons l'espérer (1). Mais nous

---

(1) Aujourd'hui, avril 1875, elle est complètement guérie.

sommes portés à croire que, grâce au traitement qu'elle suivra de nouveau dans quelque temps, elle pourra vivre à peu près comme tout le monde. L'hydrothérapie lui a donné cet immense résultat qui l'a débarrassée des douleurs affreuses qu'elle ressentait, et lui a rendu une grande partie de ses forces.

En résumé, l'hydrothérapie rationnelle et scientifique est une médication héroïque pour combattre les maladies nerveuses essentielles. Elle rend d'immenses services dans le traitement des lésions organiques des centres nerveux. Elle arrête quelquefois la marche fatalement destructive de ces lésions; elle est dans tous les cas un adjuvant précieux pour donner des forces aux malades et leur permettre de résister plus longtemps.

De l'action des médicaments pendant le cours du traitement hydrothérapique.

Il faut, autant que possible, n'associer aucune drogue au traitement hydrothérapique, afin de pouvoir mieux juger l'action réelle de cette médication. Dans beaucoup de circonstances l'hydrothérapie est une pierre de touche qui sert à discerner la nature de l'affection, à jeter la lumière sur les cas obscurs, et en éclairant la diagnose, à permettre au médecin de porter un pronostic définitif.

Mais l'hydrothérapie n'est pas une panacée; elle n'est pas exclusive, et celui qui l'applique doit appeler à son aide tous les moyens de guérison. Nous n'avons pas à rappeler ici les médicaments que l'on peut donner pendant le cours des maladies si diverses que l'hydrothérapie est appelée à combattre. Nous indiquerons seulement ceux que nous employons le plus fréquemment.

Aux anémiques nous prescrivons les ferrugineux en boisson, lorsque l'estomac le permet.

A ceux qui ont une dyspepsie acide, les eaux alcalines avec une grande réserve.

Aux névropathiques agités, l'éther, l'opium, le valérianate d'amoniaque, la térébenthine, le bromure de potassium, l'hydrate de chloral etc. Nous ne donnons pas ce dernier médicament aux malades atteints d'ataxie locomotrice, de sclérose de la moëlle, de ramollissement du cerveau ; en un mot, à tous ceux qui ont un affaiblissement rachidien ou encéphalique,parce que le chloral a une véritable action paralysante (passagère, il est vrai,) que des faits publiés avec soin ne permettent pas de mettre en doute. Il agit sur le grand sympathique, puis sur les vasomoteurs, et enfin sur la moëlle.

Une remarque qui a été faite, bien des fois, c'est que le traitement hydrothérapique permet aux malades de prendre certains médicaments, particulièrement les mercuriaux que, jusqu'alors, ils n'avaient pu supporter. Nous les associons à l'iodure de potassium toutes les fois que nous avons à traiter un malade que nous supposons atteint d'une tumeur située dans la boîte osseuse du crâne ou dans le canal rachidien, sans nous préoccuper absolument si la tumeur présumée est de nature spécifique ou non. Il existe, effectivement, dans la science, certains exemples de tumeurs évoluées dans l'intérieur du crâne, qu'il était impossible de considérer comme syphylitiques, et qui ont guéri par l'emploi des mercuriaux et de l'iodure de potassium. Il est donc indiqué d'associer ces médicaments énergiques à l'hydrothérapie.

De l'embompoint et de l'amaigrissement.

Un fait véritablement remarquable causé par le traitement hydrothérapique, c'est l'activité puissante imprimée aux grandes fonctions de l'organisme, particulièrement à la digestion, à la nutrition et à l'absorption. Cette activité produit deux phénomènes en apparence contradictoires ; nous voulons parler de l'embonpoint et de l'amaigrissement.

Occupons-nous d'abord de l'embonpoint. Nous avons vu, dans le cours de ce travail deux observations de malades qui, à la fin de leur traitement avaient engraissé de plusieurs kilogrammes. Les faits de ce genre ne sont pas rares et nous pouvons dire que dans la généralité des cas, les malades ne cessent le traitement qu'après avoir gagné un certain nombre de kilogrammes.

Nous avons remarqué bien souvent, que la première semaine du traitement n'était pas écoulée que déjà les malades sentaient l'aiguillon de la faim, et mangeaient avec plaisir et quelquefois avec voracité.

Cette activité imprimée à la digestion et à la nutrition a lieu, non seulement chez les sujets atteints de maladies les plus diverses, mais même chez ceux qui ont une dyspepsie datant de plusieurs années. Tel malade qui se nourrissait à peu près exclusivement d'un peu de pain trempé dans du lait, en arrivait, après quelques semaines, à manger à la table commune et à vivre comme tout le monde.

Nous avons toujours regardé ce symptôme de la faim renaissante comme un indice de grande valeur et qui devait nous faire espérer le rétablissement complet de l'organisme. Et pourtant, si l'on se fiait absolument au retour de l'appétit et à la réapparition de l'embonpoint pour croire à une guérison certaine, l'on s'exposerait à de cruels mécomptes. L'action nutritive peut être telle que dans des cas de cancer d'estomac, manifestés par les symptômes connus, on pourrait voir l'embonpoint reparaître avec la cessation des vomissements noirs, la cachexie se dissiper, les forces revenir, et croire à une heureuse erreur de diagnostic. Mais comme dans une dégénérescence aussi grave, les jours du malade sont comptés, un an ne s'écoulerait pas avant qu'on ne vît réapparaître les signes annonçant avec certitude une issue funeste.

Nous avons placé dans nos salles d'hydrothérapie une balance, et nous faisons peser les malades toutes les quinzaines et quelquefois plus souvent. Tout récemment, nous avons eu l'occasion d'observer, chez une de nos malades, une augmentation de (250 grammes) deux jours de suite.

Un ataxique, atteint, en outre, d'une névralgie sciatique, suivit le traitement pendant un mois à la fin duquel il s'en alla très-satisfait, guéri de sa sciatique, et fortifié ; il avait engraissé de 3 kilogrammes, soit 100 grammes par jour.

Après de tels exemples, il semble paradoxal, au premier abord, que l'hydrothérapie qui fait engraisser tel sujet de dix kilogrammes, puisse faire maigrir tel autre sujet d'un poids égal ; en un mot que la même cause puisse produire deux effets différents. Pourtant rien n'est plus logique. L'hydrothérapie agit surtout en rétablissant l'équilibre entre les grandes fonctions de l'organisme. L'amaigrissement cesse, comme nous l'avons dit, par l'impulsion physiologique imprimée à la nutrition. L'obésité diminue par l'activité imprimée à l'absorption. L'obésité, comme chacun sait, n'est autre chose que l'exagération du tissu graisseux, résultat d'une nutrition incomplète ; il n'est donc pas étonnant que l'hydrothérapie, qui oblige les malades à prendre, chaque jour, un exercice répété, facilite la combustion des substances hydro-carbonées et diminue, tout à la fois, la graisse et le tissu cellulaire en excès, par l'activité de la respiration et de l'absorption.

Si le traitement hydrothérapique fait engraisser certains sujets et maigrir les autres, hâtons-nous de dire que c'est par des procédés différents.

Dans le premier cas, ce sont les douches froides que l'on administre presque exclusivement aux malades ; dans le second, c'est à la médication spoliative, c'est-à-dire à l'étuve sèche que l'on a recours.

Nous n'avons pas à revenir sur ce procédé opératoire que nous avons décrit en parlant des appareils, disons toutefois quelques mots sur la médication spoliative. Le malade une fois placé dans l'appareil, la lampe à esprit de vin fait monter la température à 37 ou 40 degrès sans les dépasser. Le malade a la tête recouverte d'une compresse mouillée que l'on doit renouveler dès qu'elle s'est échauffée. Au bout de dix minutes ou un quart d'heure environ, la transpiration commence ; on donne au malade un quart de verre d'eau en prenant le soin de le faire boire de nouveau toutes les cinq minutes. Si l'on n'est pas en hiver on ouvre la fenêtre.

Bientôt la transpiration devient abondante et même excessive.

Après une demi-heure ou trois quarts d'heure, le malade bien enveloppé dans ses couvertures se place sous l'arrosoir vertical. Là, les couvertures, sont rapidement enlevées, et le patient reçoit tout à la fois une douche en pluie et une douche en jet d'une minute de durée. On peut faire perdre ainsi au malade de 500 grammes à 1 kilogramme de son poids dans une seule séance. A moins de contre-indication, cette opération peut être renouvelée deux fois par semaine pendant un mois, et même davantage suivant le résultat que l'on veut obtenir. On donne la douche froide dans le but de tonifier la peau qui, sans cette opération, perdrait une partie de sa vitalité, et arriverait à un état fâcheux de macération.

La médication spoliative employée dans cette circonstance a pour résultat de remplacer la graisse, le tissu cellulaire et l'eau en excès dans l'organisme par une quantité moindre de fibres musculaires. Le malade se trouve ainsi débarrassé des scories de la digestion dont le volume et le poids gênaient le jeu des organes; il est devenu plus léger, plus souple et plus vigoureux.

DES CONTRE-INDICATIONS.

En traitant des indications de l'hydrothérapie, nous avons fait connaître çà et là certains cas où il fallait évidemment s'abstenir.

Nous allons maintenant passer en revue les maladies qui contre-indiquent formellement l'emploi de l'hydrothérapie, et voir quelles sont les circonstances où il n'y a que des contre-indications relatives.

Disons, tout d'abord, qu'il ne faut jamais donner de douche à un sujet qui a la fièvre; ce serait risquer d'ajouter une stimulation à une autre. Nous savons qu'il est arrivé, parfois, que des sujets atteints de fièvre intermittente ont pris une douche en plein accès, et s'en sont bien trouvés. Nous n'hésitons pas néanmoins à condamner cette pratique, et à prescrire, comme nous l'avons indiqué, les douches un quart d'heure environ avant l'heure présumée de l'accès.

Si nous condamnons l'emploi de la douche pendant un accès de fièvre intermittente, nous devons, à fortiori, la proscrire absolument lorsque la fièvre est le prélude d'une inflammation.

Nous dirons également d'une manière générale qu'il faut s'abstenir, lorsqu'il est question de faire suivre un traitement hydrothérapique à un sujet arrivé à la dernière période de la cachexie, avec l'œdème pulmonaire et anasarque, et qu'il y a probabilité pour que le sujet n'obtenant pas une réaction suffisante, meurt sous la douche même ou quelques minutes après.

En laissant de côté ces cas si graves, il y a des circonstances qui doivent faire suspendre le traitement momentanément.

Un malade se présente à la douche, il a la diarrhée, il est mal à son aise, il a froid, il se sent fatigué ; nous estimons qu'il faut l'engager à ne pas prendre sa douche, surtout si le temps est froid et humide.

Mais voici une femme qui a une laryngite ou une bronchite commençante, sans fièvre, il ne faut pas interrompre son traitement par les douches, mais le modifier. On lui prescrira une sudation dans l'étude sèche ; et après une séance d'une demi-heure, elle passera sous la douche froide. Cependant si cette malade est en traitement pour une congestion ou une inflammation utérine, il faudra s'abstenir, parce que l'étuve augmenterait la congestion de la matrice.

Dans tous les cas, le praticien ne risquera rien d'être prudent, en faisant suspendre le traitement et en sachant attendre.

Pléthore.

Parmi les maladies qui interdisent l'emploi de l'hydrothérapie, il faut mettre en première ligne : *La Pléthore* vraie ou globulaire, dans laquelle les globules ayant dépassé le chiffre de 120 à 130 millièmes, s'élèvent à 140 ou 150. Evidemment l'hydrothérapie dont l'action principale est d'imprimer de la tonicité à l'organisme, se trouvera ici plus nuisible qu'utile puisqu'elle augmentera les globules sanguins chez un sujet qui en a déjà trop, et pourra favoriser une des nombreuses congestions auxquelles il est déja prédisposé.

La pléthore séreuse, au contraire est justiciable de la médication hydrothérapique tonique et reconstitutive.

Chlorose. Au premier abord, on est tenté d'affirmer que le traitement hydrothérapique, corroboré par les préparations ferrugineuses, doit être invariablement employé pour guérir la chlorose. Mais, d'après Pidoux, *la chlorose franche* est antagoniste de la Phthisie pulmonaire. Il faudra donc avant de commencer ce traitement s'enquérir si dans les proches parents de la jeune fille chlorotique, il n'y a pas eu des tuberculeux, et voir si elle-même n'est pas menacée d'une façon prochaine ou éloignée. Guérir la chlorose serait peut-être, en pareil cas, s'exposer à de cruels mécomptes en faisant cesser une maladie protectrice, et en provoquant l'évolution des tubercules.

La même remarque s'applique aux sujets atteints d'asthme essentiel, de gastralgie et d'entéralgie, etc.

Ces courtes réflexions qui exigeraient de longs développements que ne comporte pas ce travail, nous amènent à parler de la Phthisie pulmonaire et à examiner quelle peut être l'action de l'hydrothérapie contre cette terrible maladie. Nous avons traité, par la médication révulsive et tonique (douche mobile en jet); plusieurs personnes menacées de Phthisie pulmonaire. On ne découvrait chez aucune d'elles, il est vrai, aucun indice matériel de tubercules; mais après les avoir interrogées avec soin, on conservait de graves présomptions. Ces malades, en petit nombre, se sont bien trouvés du traitement.

L'une de ces malades est venue à l'âge de 31 ans, réclamer nos soins; sa mère, son frère et une cousine germaine, ses tantes sont mortes phthisiques.

Son traitement, commencé au mois d'août 1871, a duré six semaines. Le résultat a été des plus remarquables en ce sens que la toux a cessé, la malade a engraissé, et elle a recouvré une apparence de bonne santé. Deux années se sont écoulées depuis le traitement et la santé s'est maintenue. Est-ce à dire qu'il faut employer l'hydrothérapie contre la phthisie confirmée par la présence de tubercules pulmonaires? Nous n'osons, quant à présent, nous prononcer, parce que les éléments d'observation nous manquent. La prudence nous oblige donc à formuler notre opinion à ce sujet, en disant que l'hydrothérapie pourra être appliquée à l'extrême début de la phthisie, chez les sujets qui n'ont ni fièvre, ni sueurs, ni diarrhée. Elle agira, dans cette circonstance, comme un tonique puissant qui aidera le sujet à se défendre contre les longues et douloureuses épreuves qui viendront l'assaillir.

Toutefois, on devra s'enquérir avec soin, si le sujet n'est point atteint, en même temps, d'une maladie antagoniste de la phthisie, arthritis, névrose, etc. Cette découverte devrait engager le médecin à s'abstenir, car il est évident qu'en atténuant l'affection antagoniste, il détruirait l'équilibre pathologique et pourrait faire faire de rapides progrès à l'évolution tuberculeuse.

Maladies du cœur.

La plupart des médecins, même de ceux qui pratiquent spécialement l'hydrothérapie, se montrent tout-à-fait opposés à l'emploi de cette médication pour combattre les maladies du cœur. Quelques-uns, au contraire, pensent que l'on peut, dans certains cas, tenter d'appliquer le traitement. La question est grave, et les accidents possibles se montrent assurément fort redoutables.

Il est à notre connaissance qu'un des médecins les plus distingués de Paris, spécialiste dans l'étude des maladies du cœur, conseilla l'emploi de l'hydrothérapie à un malade qui mourut subitement sous la douche même, pendant la première semaine du traitement.

Examinons donc avec soin le côté véritablement pratique de cette question.

Nous allons formuler, en quelques lignes, et d'une manière générale, quelles sont les circonstances où il faut appliquer le traitement et quelles sont celles où il faut absolument s'abstenir.

1° Quand une maladie du cœur, ou des gros vaisseaux, ne met pas (par elle-même) prochainement en péril la vie du malade, et que les complications, qui sont la conséquence médiate ou immédiate de ces lésions, menacent, au contraire, l'existence de ce malade dans un bref délai, le traitement hydrothérapique doit être appliqué.

2° Lorsque, au contraire, la lésion du cœur est arrivée à une période avancée, il est absolument contre indiqué de combattre les complications secondaires.

Nous pourrions terminer ici tout ce que nous avons à dire sur cet important sujet. Nous pensons toutefois qu'il est préférable d'entrer dans quelques développements.

Comme nous venons de le dire, on pourra employer l'hydrothérapie, lorsque l'état général dominera l'état local chez le sujet.

Ne pouvant rien contre la maladie organique, c'est seulement contre les complications que l'on doit diriger le traitement. Pendant quelques jours, on tâtera la susceptibilité du malade par l'application d'un drap mouillé fortement tordu. Bientôt, on donnera la douche en jet, après avoir mouillé légèrement la région précordiale pour éviter la suffocation. Si le malade est faible, on le placera dans un fauteuil en bois sur lequel il recevra la douche mobile en jet que l'on promènera de l'extrémité des pieds vers le

8

tronc. La durée de cette douche ne sera que de quelques secondes. Rarement on lui adjoindra la douche en pluie qui, dans tous les cas, sera également très-courte.

Par la douche mobile en jet ainsi donnée, on exercera un véritable massage qui aura pour but de diminuer l'œdème d'une façon mécanique. La douche en jet secondée par la pluie facilitera la circulation capillaire, et par conséquent, allégera la petite circulation.

Très souvent les complications que l'on rencontre dans les maladies cardiaques telles que les congestions, les hémorrhagies, les hydropisies ne sont pas causées directement par la maladie organique, mais sont produites par un affaiblissement vasculaire plus ou moins étendu qui, résultant lui-même d'une paralysie vaso-motrice transitoire peut très bien diminuer, et même céder à l'action des douches froides.

Lorsque l'asthénie vasculaire existe seule, ce qui est malheureusement trop rare, on peut espérer que le malade vivra encore assez longtemps. Mais le plus généralement le cœur participe à la faiblesse de vaisseaux.

Lorsque cette asystolie cardio-vasculaire tient à un défaut d'influx nerveux, dépendant lui-même d'une anémie globulaire, comme l'a signalé M. Rigal, on tire un grand secours de l'hydrothérapie qui, en activant la nutrition, diminuera ou fera disparaître cette cause de complication.

Lorsque le malade est un peu habitué à l'eau froide et que la réaction est franche, on peut augmenter la durée de la douche qui sera d'une bonne minute. On aura le temps alors de donner la douche en éventail au creux épigastrique pour stimuler les fonctions digestives. Si le foie est congestionné, c'est à la douche hépatique qu'on aura recours afin de rendre à cette glande son volume normal.

Si la poitrine est congestionnée on accentue la douche mobile en jet sur la plante des pieds.

On évitera de donner le jet directement sur la région précordiale, lorsque le malade est atteint d'une dégénérescence calcaire d'une des valvules parce que le choc en détachant un fragment de membrane pourrait donner naissance aux accidents de l'embolie.

Toutes choses étant égales, d'ailleurs, on devra se montrer beaucoup plus réservé pour appliquer le traitement lorsqu'il s'agit d'un sujet atteint d'une insuffisance aortique, parce que, dans cette maladie, la mort subite arrive fréquemment. Jamais on ne lui donnera la pluie.

Nous avons cependant, appliqué nous-même, le traitement à un malade qui avait cette grave lésion. Les douches en pluie et en jet, l'on guéri en peu de temps de la dyspepsie dont il se plaignait, et il nous a quitté sans se douter de la maladie artérielle dont il était atteint.

Si la maladie de cœur était compliquée de goutte, et que pendant le cours du traitement une articulation éloignée, se trouvât prise de fluxion, il faudrait bien se garder de la faire passer au moyen de compresses sédatives. On devrait, au contraire, favoriser cette fluxion en donnant la douche congestive en jet directement appliquée sur la région fluxionnée. En résumé, nous croyons que dans les cas de lésions cardio-artérielles peu avancées, on pourra prolonger la vie des malades pendant des années, en combattant les complications par l'hydrothérapie scientifique et véritablement rationnelle. En effet, c'est très-souvent par les complications que meurent les sujets.

Habitudes morbides.

Il est un certain nombre d'habitudes morbides qu'il faut respecter. Telle est l'épistaxis que l'on observe à l'époque de la puberté. On s'abstiendra donc de vouloir la guérir par le traitement hydrothérapique, à moins qu'elle ne se montre chez un de ces sujets chloro-anémiques, scrofuleux, débilités, et pour lesquels une perte sanguine, si petite qu'elle soit, est toujours un dommage.

A tout autre âge, il faut encore procéder avec une extrême circonspection, et ne pas remplacer une incommodité par une véritable maladie.

Quoi qu'il en soit, si après un mûr examen, on jugeait nécessaire d'arrêter l'épistaxis à cause de son abondance, ou de toute autre cause, on prescrirait le bain de pieds à eau courante, d'une durée de trois minutes, pendant le cours même de l'hémorrhagie. Les pieds du malade seraient ensuite essuyés avec le plus grand soin, surtout dans les intervalles des doigts et vigoureusement frictionnés. Une promenade d'une demi-heure, à grands pas, déterminerait une véritable congestion révulsive aux extrémités inférieures.

Hémorrhoïdes.— Le traitement hydrothérapique doit-il être employé pour combattre les hémorrhoïdes? C'est une question fort complexe, parce que les varices du rectum peuvent tenir à des causes bien diverses, qu'il est inutile d'énumérer ici, et qui se rattachent, par conséquent, à une foule d'états morbides. Tâchons néanmoins d'éliminer tout ce qui ne se rapporte pas directement à l'hydrothérapie, seule en cause dans ces questions.

Si un malade, évidemment pléthorique et hémorrhoïdaire vient réclamer les secours de l'hydrothérapie, on se gardera bien de l'employer contre un flux, surtout s'il est périodique, qui résout momentanément la pléthore par une déplétion salutaire. Agir autrement, serait exposer le sujet à des congestions qui se jugeraient, à leur tour, par une hémorrhagie dans un organe important : cerveau ou poumons.

Il n'en est pas de même quand les hémorrhoïdes sont fluentes chez un sujet anémique ou débile ; lorsqu'elles se lient à une inflammation chronique du rectum ; lorsque leurs bourrelets sont volumineux, gênent la circulation, et sont une cause très-active de constipation opiniâtre et de dyspepsie.

Il faut alors prescrire des bains de siége à eau dormante, à la température de 14 à 18 degrès, de dix minutes de durée ; puis, aprés ces bains une douche générale en pluie et mobile en jet, sur toute la surface du corps, particulièrement sur les bras et la poitrine, pour déplacer la congestion. Néanmoins, il faudra donner cette dernière avec une certaine mesure sur ces régions et graduellement afin de ne point produire ni congestion pulmonaire ni encéphalique, le remède devenant alors pire que le mal.

Lorsque les tumeurs hémorrhoïdales se montrent au dehors, on peut également administrer la douche en éventail ou en jet modéré directement, sur ces tumeurs, en exerçant une sorte de massage, pour diminuer leur volume, et les faire rentrer dans l'intestin. Ces douches doivent être suivies de l'application de compresses sédatives pour empêcher la réaction.

La même médication s'adresse aux chûtes du rectum.

On voit par tout ce que nous venons de dire que nous ne considérons pas les hémorrhoïdes comme constituant une habitude toujours inviolable de l'organisme. C'est au médecin à discerner les cas où il faut administrer les douches ou s'abstenir ; l'interrogatoire du malade mettra toujours le praticien sur la bonne voie.

Asthme. Le traitement hydrothérapique est indiqué pour combattre l'asthme essentiel, maladie assurément fort rare. Malheureusement, la plupart des asthmatiques ont une maladie de cœur, des gros vaisseaux ou des poumons. Le médecin devra donc tenir grand cas de ces complications pour conseiller ou pour interdire l'hydrothérapie.

Nous n'entrerons point dans plus de détails au sujet des contre-indications. Ce que nous avons dit précédemment au sujet des indications corrobore et complète, tout à la fois, les règles que nous avons tracées pour appliquer le traitement hydrothérapique d'une façon véritablement rationnelle et scientifique.

De l'emploi de l'hydrothérapie à domicile. — Ses avantages et ses inconvénients.

Nous ne reviendrons pas sur la description des appareils que nous avons donnée au commencement de ce travail. Le drap mouillé, les affusions, les lotions peuvent être appliqués à domicile. La piscine des établissements hydrothérapiques, peut être remplacée, jusqu'à un certain point, par une simple baignoire. Les deux douches dont on se sert le plus souvent (douche mobile en jet et douche en pluie) peuvent être installées dans une maison particulière, sans trop de difficultés, telles que nous en avons donné le modèle. Voici pour la partie matérielle. Examinons maintenant les avantages et les inconvénients de l'hydrothérapie qui est faite chez soi. Nous admettons bien entendu, qu'elle est pratiquée d'après les conseils d'un médecin.

En ce qui concerne la médication hygiénique et prophylactique, l'hydrothérapie est très-commode, parce que la dépense une fois faite, l'enfant ou l'adulte peuvent facilement et commodément prendre la douche tous les jours de la vie. Nous parlons surtout de la douche en pluie. Quant à la douche en jet, nous conseillons de ne la diriger que du bassin à la plante des pieds pendant le premier mois jusqu'à ce qu'on en ait acquis l'habitude. Du reste, on peut fixer l'orifice de cette douche à la hauteur des jarrets. Alors en se baissant et en se relevant alternativement on aura la douche mobile en jet. Malgré la commodité apparente de ce procédé, on voit néanmoins combien il est insuffisant. La présence d'un tiers est donc nécessaire, surtout si au lieu de l'appareil que nous avons décrit, la douche mobile en jet se trouve établie comme celle des maisons d'hydrothérapie.

Ainsi les avantages de ces sortes de douches à domicile résident, surtout, dans une question d'économie et de non-déplacement.

En outre, pour que cette manière d'agir mette le sujet à l'abri de toute espèce d'accident, il est nécessaire que le médecin soit là comme assistant ou opérateur, ce qui est impossible, lorsqu'il s'agit d'une jeune fille. Est-ce à dire que nous condamnons l'hydrothérapie à domicile. Bien au contraire, nous voudrions que toutes les maisons eussent au moins la douche en pluie. Mais nous estimons que le médecin doit au moins se tenir dans une chambre contiguë à la salle de douches, lorsqu'il n'opère pas lui-même directement.

Une douche en pluie et une douche mobile en jet, administrées chaque matin avec les précautions que nous avons indiquées, donneront des résultats inespérés, toutes les fois qu'il faudra tonifier les lymphatiques, surtout les enfants et tout ceux qui, par une cause quelconque se trouveront affaiblis ; mais encore une fois, le médecin de la famille doit être seul juge de l'opportunité et du choix des modificateurs hydrothérapiques. S'il peut appliquer les douches, l'efficacité de la médication ne laissera plus rien à désirer.

Le médecin de la famille pourra traiter de la sorte une grande partie des maladies chroniques légères.

Mais lorsque les sujets sont atteints d'une maladie qui exige un traitement complet avec toutes les modifications qui surgissent d'un jour à l'autre dans l'évolution des signes et des symptômes, il est de toute nécessité d'envoyer ces malades dans un établissement spécial.

Là existe une règle qui oblige les malades à faire une promenade qui précède la douche, et une autre qui la suit et cela deux fois par jour.

Dans un établissement d'hydrothérapie situé à la campagne, comme ils le sont presque tous, les malades éviteront les excès de table, ils n'iront pas dans le monde, mais ils mèneront une existence paisible et régulière, loin de toutes les agitations, de toutes les émotions.

Dans un établissement, ils seront soumis, à toute heure, à une observation rigoureuse que le médecin de la famille se trouve dans l'impossibilité d'exercer.

Il faut ajouter en outre qu'un établissement hydrothérapique est muni de tous les appareils nécessaires pour combattre les complications au fur et à mesure qu'elles se présentent.

Nous concluons donc que l'hydrothérapie peut être pratiquée à domicile dans les maladies légères, mais par le médecin de la famille, ou moins sous son contrôle, lorsqu'il s'agit seulement des lotions, des affusions, du drap mouillé, de l'immersion. Ajoutons qu'il est de beaucoup préférable qu'il administre lui-même la douche mobile en jet.

Dès que la maladie devient sérieuse par son intensité, par sa durée, par ses complications, il est nécessaire que le sujet soit dirigé sur un établissement spécial.

Bellevue, octobre 1873.

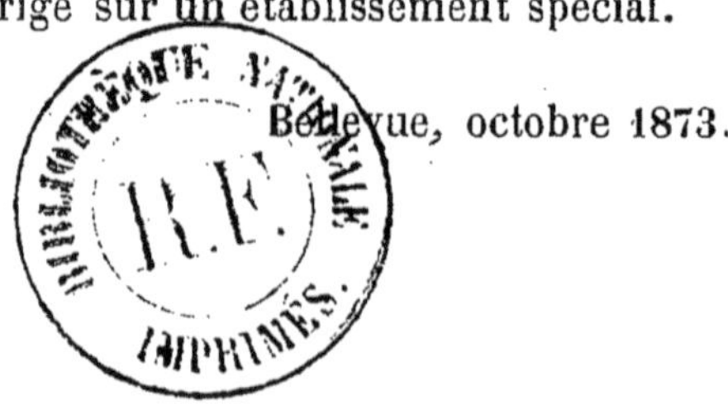

TABLE ANALYTIQUE.

PROLÉGOMÈNES.

ACTION DE L'EAU FROIDE SUR L'ORGANISME :

MOYENS POUR OBTENIR UNE BONNE RÉACTION :

RÉGIME DES MALADES.

TEMPÉRAMENTS & IDIOSYNCRASIES.

INDICATIONS THÉRAPEUTIQUES.

MODE D'ACTION DES DIFFÉRENTES DOUCHES.

Applications thérapeutiques.

Médications diverses de l'Hydrothérapie :

INDICATIONS SPÉCIALES.

Pages.

MALADIES DU SYSTÈME NERVEUX.

MALADIES DU CERVEAU.

MALADIES DE LA MOELLE ÉPINIÈRE.

DES CONTRE-INDICATIONS.

3108 — AMIENS. — Typ. Alfred Caron Fils & Cie